AF078099

Everyday Stories From Ten Remarkable Women

by Maria C Semple

Published by eNLC Books
392 Riversdale Road
Hawthorn East VIC 3123
create@newlifecoach.com.au
maria@mariacsemple.com.au

All rights reserved

Copyright © 2013 by Maria C Semple

All rights reserved. The reproduction, transmission or utilisation of this work in whole or in part in any form by any electronic, mechanical or other means, now known or hereafter invented, including xerography, photocopying and recording, or in any information storage or retrieval system is forbidden without the written permission of the publisher. For permission please contact eNLC Books, 392 Riversdale Road, Hawthorn East, VIC, 3123, Australia.

The stories presented in this book are intended only as an inspirational guide for moving forward in a particular area of life. It is not meant to replace the advice of a physician or to serve as a guide to any mental health conditions.

National Library of Australia

Cataloguing-in-Publication data

Semple, Maria

Everyday Stories from Ten Remarkable Women /Maria C Semple.

ISBN: 9780992415709

1. Self actualization (Psychology) in women
2. Women Psychology
3. Women Life Skills guide
I. Title

Dewey Number: 158.1082

Front Cover by Katharina Rapp

Australia http://www.rappland.com/

Dedication

I dedicate this book and its stories to the Malala's Yousafzai of the world.

There is a Malala in all of us no matter where or what.

Acknowledgements

In many ways, this short book has been a cooperative effort from women from many countries around the world. It also has been drawing on the strengths that I gained and the vision that I set myself to do and to be a few years ago after getting back on track from some bumpy rides.

Beyond this, there have been many suggestions in shaping this manuscript, and I could sincerely here acknowledge the support and the encouragement that I have received over the past year while organising these stories.
I want to acknowledge the help and fantastic contribution of Carmen Elena Maal. Without her, this book would have not been possible. Her enormous support from the first email when I expressed my desire of running this project was unconditional. So I can now acknowledge her with deep gratitude.

Without exaggeration I could say that this book would not have been possible without the full and active partnership I had with the ten women that offered me their stories. As I read, transcribed and shaped their stories, I felt more encouraged and indebted to spread their message around the world. Like unsung heroes, they remind us that we all have a story to tell.

My translator Ali Campbell in Spain and Charles Swept in Costa Rica for assisting me with the translations. The talented Katharina Rapp who agreed for us to use her vibrant artwork as the feature of the book cover. Thank you so much to you.

"Everyday Stories from Ten Remarkable Women" is particularly appreciative to Blanca Strepponi and Jacqueline Hope. Thanks to you ladies for editing and crafting the stories to such delight.

To Elena Espinal and Kathy McKenzie who contributed to both prologues from the South American heritage and my life in Australia. Their contribution helped in knitting the colourful tapestry that gives way to these simple and encouraging stories, I really want to thank you so much.

"Everyday Stories from Ten Remarkable Women" and myself personally, owe an enormous gratitude to my friends, too many to mention but you know who you are directly and indirectly. You have enthusiastically heard my stories and believed in my ideas. Your encouragement has helped me put these stories to completion.

My blood family, a matriarchal clan led by a woman who marked my life with amazing values and filled me with courage, my mother, the reason of my existence. The amazing mapanare (as my father used to call her) our Yolanda Cecilia.

Mother I can assure that you did not plough in the sea, even though at times it felt that way.

I now see the higher intelligence in all things.

Finally my two sons Rafael and Luis who kept me striving for more like that hungry caterpillar of the children's stories, you may know one day the joys and pains of parenthood.
Because of these pages and the legacy that my work aims to do and to be, I will never die an old and lonely woman.

Contents

Acknowledgements v
Prologue by Kathy McKenzie xi
Prologue by Elena Espinal xv
Presentation 1
The questions 7
Andrea's Story. 11
Eva's Story. 23
Ivonne's story 31
Liliam's story. 43
Marielba's story 53
Marines' story. 63
Nahomy's story 75
Paula's story 85
Sol Angel's story 95
Ysolda's Story 103
About Maria Semple 113
About Venezuela 117

Prologue
by Kathy McKenzie

When Maria told me that she had interviewed ten women to explore their stories and find out how they had accomplished what they had, I was honoured to write this prologue because sharing the strength and courage of the women in these pages is a privilege.

Maria too is one of those strong women whose story is a journey of persistence and resilience. From the first time I met Maria and she expressed her determination to make a difference with others through coaching I knew she was going to find a way to do that no matter what obstacles got in her way. And here we are, many years later and Maria is doing just what she declared she would do -supporting other strong women to be heard and acknowledged, something we need never stop doing.

As I read the different stories, what resonated with me is how critical it is for anyone who is going to achieve to find supporters and advocates all along the journey. We need the connection and bond of others to keep us on track – there is not one of these stories that does not involve a purpose that is greater than just the individual's achievement.

I love what comes out when Maria asks the question about "With which animal do you identify yourself and why?" This is a wonderful metaphorical way to explore people's deepest values and often hidden identities. Ivonne exemplifies this when saying she does not know why but a bear comes to mind. She uses the words strong, well grounded, lovable and firm, but with the ability to be aggressive if necessary – this gives me a real insight into the kind of person that she may be. I once had a doctor describe a hippo as thick skinned, tough and the most dangerous animal in the jungle. I could instantly relate that to the kind of behaviour he was having to demonstrate in a tough and busy emergency department.

Each of us has a unique and personal journey to travel. Some of us start with the advantages of stable family life, good education and wonderful role models and others have to develop that inner compass and direction with very little support or guidance. Those that start with a lot less hit the challenges earlier and have to learn to negotiate a way to get ahead at a younger age. The stories in these pages made me reflect on how different my childhood growing up in a country town in Victoria, Australia compared to growing up in rural or metro Venezuela is.
I too though have great gratitude for my parents for being such rocks for me along my journey, and now too my beautiful fiancé takes the baton and continues to fill my life with love and support. All our stories share a common thread of needing purpose, love and desire to make a difference.

No matter what our past we all have the ability to create change in the future. The recipe for change is being open to learning, planning and then consistently taking action towards what you want.

I have seen so many women over the many years achieve great things by letting the flow of their energy change. Energy flows where your attention goes. So like the wonderful women in these pages, take the time to think about what is possible for you. We all have so much potential and I congratulate Maria for allowing others to learn from each of these unique stories. May they resonate with you and allow their journeys to further inspire you on yours.

Kathy McKenzie

Kathy McKenzie is a specialist Communications Trainer, Business Consultant and Executive Coach.
CEO of Fire Up Coaching – Melbourne, Australia

Prologue
by Elena Espinal

I embrace you sister, although we haven't closely met yet. Including you Maria who have inspired me with the stories of courage, struggle and growth; stories of daring women.

We formed a sisterhood that was born from the beginnings of time and we carry in our DNA

We have this sisterhood from the way of looking at the world, in the way we hold ourselves even that at times our strengths don't seem to be sufficient, but they flourish when we mostly need them with a titanic force.

We are sisters in our need for affection, including our search for security, protection and at the same time in the freedom to find our way in the world, to grow and to improve without giving up.

We women stare at each other's eyes, and it seems like we know each other. We trust easily and even without having met each other, we feel a deeper connection.

I remember the book 'The Chalice and the Blade' by Riane Eisler, that relates from a historic point of view to a time in which women lived in a space of solidarity and appreciation with the opposite sex. In a dance of equality, differences and complementariness allowed a harmonious development for many years.

The Palaeolithic was a very peaceful era because relationships were based in the coexistence of the human race. Women were as the chalice – the cup, the receptive prize, which portrayed the symbol of a Great Goddess, sharing the space with other women and with their children.

In some ancient civilizations, such as the Neolithic Catal Huyuk, 8500 years ago showed us that creative powers were valued and also the integration with nature as opposed to the destructive force. It was the prevalence of the chalice over the sword (blade).

It appears that women were the creators of the first cave paintings and also were credited with the invention of writing.

This organization of equality transcended to a civilization of rulers over the ruled. The shift seems to have been made gradually and with this shift, the sword became more powerful than the chalice.

We began to value more the god of destruction and death than the goddess of fertility and closeness.

The women in these stories are all strong.

From Andrea with her passion for sports nutrition and creating awareness in the community around her; Liliam and her vocation for teaching, Marielba with her academic and corporate identity with high integrity in work ethics; Marines and her commitment to motherhood; Nahomy and her key role in Human Resources searching for the best potential an organisation can have; Sol Angel and her love of challenges and continuous development; Ysolda and Paula and their conviction to raise their children with value for their independence; Eva the accountant and the demands as the head of a family and entrepreneur; Ivonne, whom I could picture as I read her story as she is not only a friend but also a life's hero.

I feel excited to see Maria's adaptive strength that shows up in her writing style; and how she immersed herself in a new life in Australia - her new homeland after Venezuela.

These testimonies have been captured by formulating ten questions that have the power to open up worlds within ourselves. Questions that from a candid and naïve view point produce answers that are unimagined; just as if the mouth would speak without our permission.

Ten questions that serve as a mirror to reflect their inner self and generate transparency that allows us to see their soul, their values and emotions.

In these stories the chalices come together and sound like little bells at the point of contact with one another. These stories are multifaceted, feminine, simple, touching and complex as life itself.

This book provides us with an intimate space where the blades build a sanctuary in which each woman converses and while being immersed, she loses the track of time.

We see women of courage, who are anonymous and designers of their own lives, building relationships that open up a path for us to get to know them more deeply and intimately.

As such this book that may seem like everyday stories to the reader, shows us however that there are no poor lives; without learning or teachings. All human beings have something valuable to tell and to share.

Apart from many things, we women can confess that we love stories... we can write a book from our own life stories and dedicate it to the world so we can represent and voice the opinion of those who cannot speak out or those who are silenced in other parts of the world. In this way we become co-authors of a world we want to create and leave as a legacy for our children, and the future generations – those who we certainly are not going to meet but our blood will, as it were run through their veins.

Elena Espinal
Elena Espinal is a pioneer in Ontological Coaching in Latin America. Director and Partner at Team Power.
Lives in Mexico.

> "Without knowing what I am and why I am here, life is impossible"

Leon Tolstoy

Presentation of this idea:

I started the idea for this project a while ago, however it was late 2012 when I embarked on the consolidation of what I have wished to accomplish for a long time. It all started with my conviction that we all have a valuable story to tell, experiences that deserve to be shared. It is said that each head contains a world of its own. So please allow me to tell you a story.

I came to Australia in 1987. I came for love but I was not exactly a mail order bride. I came to start a new life after I walked away from a toxic marriage where I produced two healthy boys.
After several back and forth trips I migrated permanently with my sons and I married the man that changed the course of my life. I was given an opportunity for a new lease on life. And so the journey started in the lucky country.

I may say that this stage was marked by strength.

As much as I am very Australian, I realise that my Venezuelan culture shaped me and I am grateful for this. Venezuela is renowned for its Miss Universe and Miss World pageant. Here is a mixture of perfect
90 – 60 – 90, a Meagan Gale or Sophia Loren style.

Venezuela is full of characters. The mixtures formed at colonial times from the native Indian, Africans that were brought as slaves and the Spanish Conquistador that arrived in search of "El Dorado". All these mixtures created an amazing kaleidoscope of beauty, legends, myths that form part of the everyday life of the Venezuelan community.

There is a common characteristic in all Venezuelans and that is their generosity and hospitality. It is said that each child is born with the bread bun under his/her armpit! Or that one that says; "Where two eat - three can eat" and therefore this justifies that you too can drop anytime unannounced at a friends' place for dinner and still be welcomed.

Venezuelans have their own version of expressions such as "the early bird catches the worm" only to suggest that If you rise up early God will help you!

This part of my life was marked by traditions.

1995 was a significant year for me. I had my first trip back to Venezuela, and it was then that I started unravelling this sense of belonging, connection and conviction.

Soon after this visit my second marriage broke up and a new stage of the journey took its course.
I was still a novice in the Australian way of life; I decided that there was no turning back!
In the early stages of the collapse of my marriage, one day I decided to start making ceramics. From

a hobby it turned into a cottage industry and then there were craft markets and after markets it developed into Trade Fairs where at one stage there were approximately 100 shops around the country demanding to purchase my work.
All of a sudden I was running a mini industry and what I would call my own empire!

I derived a great sense of satisfaction and this feeling of pride took me to exhibitions in Sydney, Melbourne and one International exhibition in San Francisco in the USA. I remember one of the most exciting moments when I saw myself on the centrefold of a home style magazine while I was on holidays in Western Australia with my two sons.

In 1999 I approached a gardening TV show and noticed how they highlighted Mexican contemporary crafts. I wanted to let them know that the crafts of the whole of South America were worth noting and that my ceramic works produced "The Ranchito" lantern. This lantern told of the struggle faced by so many South Americans who flee their tiny rural villages in the search of the riches of industrialisation.
In the hope of a better life they battled in poverty in slums (Ranchos) on the edge of cities, which were bursting under the weight of numbers (and still do).
Our Lantern depicted the "Ranchos" on the hills surrounding Venezuela's capital city - Caracas. With its bright colours expressed the optimistic spirit of the South American People.

So you can imagine my surprise when in April 1999 my work was being broadcast on national TV and the next day I was inundated with phone calls from all around Australia.

In the subsequent years I received many letters of appreciation that arrived from all over the country, saying how my work had given them such a great sense of joy, hope and the reminiscing of their own personal trips to different parts of this wonderful planet.
Whilst the Ranchito lantern aimed to highlight the hopes of a race that lived and survived under the weight of numbers, it seemed that it too, had found a sense of connection and conviction.

This period of my life was marked by excitement and entrepreneurship.

My experience in Australia for the last 26 years fundamentally has expanded my perception about how we can do extraordinary things while being an everyday woman if you put your heart and soul into it. Therefore, when I organised to go back to Venezuela, after eight and half years of absence, I felt a desire to run a personal project, interviewing ten women from everyday life who were willing to offer me their stories and experiences and to share with the world.
By no means do these stories have an academic component; there are no facts and figures here, but rather stories with feelings that are from the heart. Those feelings we get in the midst of our journey when we have been exposed to vulnerability.

I felt they opened up the path for a personal message.

I wish to tell you about the power of conviction, connection and how everyday stories can inspire us to achieve extraordinary things.

The thing that most women have in common is an element of enterprise! Their stories demonstrate determination beyond their environment.
They all experienced vulnerability, on the other, they maintained this strong sense of connection. They had a sense of love and belonging within their own circle of families and a sense of higher guidance.
They were authentic and have taken risks but they also found that after risk and exposure to the unknown there was a fountain of joy and creativity, connection with their family and the world surrounding them.

I now realise that this urge to tell these stories has a foundation in a deep seated sense of loss and the need for belonging.

As I sit back and reflect on the different stages marked by strengths, the one marked with traditions, and the period marked by excitement and entrepreneurship, and whilst the Miss Universe and Miss World Pageant aims to perfect, I understand that the women in these stories knew that they were imperfect and yet beautiful for their conviction and connection with all things that surrounded them.

There are ten questions and the number ten opens up a key that aims to weave the answers of these women, giving shape to a tapestry filled with colourful shades and experiences.

These pages include a message of humbleness and triumph. Just like those childhood stories, filled with a soul, heart and depth; something we can benefit more from in today's world.

Maria C Semple.

The questions:

1. Was there a time in your life when you wanted to do something that was considered out of your reach and you were able to accomplish it?

2. How did your environment influence you to make this choice?

3. What was the main impulse that propelled you to reach and achieve?

4. What were the skills, abilities that you have used? Which studies, books have inspired you or mentors have you followed?

5. What are the values that you apply as a reference in your personal and professional life?

6. What are the beliefs that have been important in reaching your goals?

7. With which animal do you identify? And why?

8. How do think your personal mission impacts on your country or humanity?

9. What is the most significant learning in this experience?

10. What is your message for other women that may feel limited?

"It isn't expectations that carry us forward, It's our desire to go on"

Paulo Coelho

Andrea's Story

Andrea, Sports Nutritionist.
"My most significant learning is that whatever you want to do, you can. It is within you and I believe that almost all things are within you".

1

I got into the field of nutrition, almost by accident, because my goal had always been something else. I wanted to be a doctor. Then because of a series of situations that occurred, I ended up studying nutrition. While studying I fell in love with sports, and this led me to specialize in sports nutrition. I think that it all began with my mother. Ever since I became involved in the area of sports nutrition, my mother would say to me, "You are in the area of sports, but you could give much more information if you would look at it from your own perspective, so why don't you get more involved and participate? In this way you will be able to help others from your own experience."

There was also Octavio, who is now my husband and was my boyfriend at the time. He was the organizer of several running events. One day my mother said, "Why don't we go to one of the races that Octavio organizes?" Octavio told us that one of the races, which is called Caracas Rock, is held every October, with approximately 20,000 runners for 10 kilometres and there are concerts every 3 kilometres. It is a complete event, and most of the city comes to a standstill. So we decided to go to that running event.

After participating in that event I think I was bitten by the running bug and it got me imagining and asking myself, what would it be like if I did all of these things and started training for marathons? It was at that moment that I believe I saw myself doing exactly what I really wanted to do, and I also imagined the satisfied look on my mother's face. She inspired me and propelled me to be committed and to get involved in the area of sports nutrition.

From then on I began to run a little on my own and continued getting involved. That was at the end of October 2009 and now, January 2013 it has been a year since I ran my first marathon.

In that first marathon, which, by the way, we ran on the last day of our honeymoon, we participated in the 42 kilometres of Disney. In fact, we did the Goofy Challenge, which is set to run 21 kilometres on Saturday and 42 kilometres on Sunday. In other words we ran 63 kilometres in one weekend! Once you are into it and you are involved with all of the people running with you, you all are identified with the event. Then the experience goes beyond being fit and healthy, because running a marathon shows that you can really do the things that you never imagined that you could do.

Crossing the finish line of a marathon is as I describe it, as a super powerful feeling, because at that moment you realise that none of the things that run through your head are important, you have time to think about a lot of things; and one of the things that allowed me to finish and at the same time almost didn't allow me to finish, was that I got emotional, thinking about a song that I heard on the way, which reminded me of Mariana, my little sister, my mother and my new little nephews. Of course this inspired me a lot but, at the same time it made me want to cry with emotions, making my breathing a bit difficult. It was an incredibly emotional experience.

From that moment on, since I began running marathons, my career really took off.

I believe that it is also a matter of my attitude. I think that I changed and began to project myself differently. I felt more positive just as if I could reach anything I set my mind to do and to be.

My patients value the fact that I can give them that additional touch of first- hand knowledge about running, knowing about shoes, which is not my specialty, but is definitely an added value.

2

Feeling supported by my family is extremely important in this journey, and Octavio, my husband, has always been very athletic, but not a runner. When he saw my motivation he became involved and supportive. At times when he felt I may have lost the interest he agreed to join me and naturally this "Let's go together" kept me recovering my enthusiasm.

At the beginning it wasn't easy because I have always been a sleeper and training starts at five o'clock in the morning. I enjoy training because I love what I am doing, but there are days I get up and say no, I don't want to go, however I keep going. One of the things that keep my discipline is my patients that train at the same park. One thing started to relate to another one and running is part of my work. I go because I enjoy it, I like the sense of satisfaction of my family, the added value to my profession. It's great getting to know the people who are training in the park. Most of my patients train there. I can tell you that when I am running up the steepest hill and it feels like I can't go on, someone shouts *"there goes my "nutri"*, I then get energised again and keep going.

So you will see how to re-invent yourself and find out where the resources come from, but most of the time, these resources come from within, without necessarily requiring a large investment of money.

When I started my practice I asked myself, now where are the patients going to come from? I then decided to invest in advertising as part of a marketing campaign, and in doing so I spent a lot of money. I think I only got about four new patients from this investment. However going to the Park and training there, participating in those races around Caracas and the trip to the New York marathon with a large group, all of these actions turned out to be the best form of advertising.

3

All those activities require discipline. It also requires focus in what I am doing and an attitude of yes I can. I run every day, I really love to run.

I remember when I was at school, one day my mum went to pick me up, but I had gone to the bakery across the street. I noticed that she was turning the car around to go around the block and then I thought... I am going to chase her before she starts going around the block and gets in the traffic. So I started running toward the car and I noticed that she stopped. "Ah, she saw me", I figured but I was still a long way from her so when I got into the car I asked her, "How did you manage to see me?" and my mother said, "You run in a very peculiar way with your feet pointing outward and that is how I recognised you."

Nowadays, our trainer records us on video so we can see how we run, and I think about how very differently I used to run when I was a little girl, compared to the way I run now.

It takes discipline and the need to focus on what you have to do at all times.

Running is one of the things, in my opinion, that helps society. People sometimes think that running is about reaching a high fitness level. However running includes much more than that. You have to be aware of how high you lift your knee, make sure your elbows move backwards, keep your shoulders down and abdominal breathing; paying attention to all these details took my running to a whole new level.

My sister Mariana often says that when I go jogging, the stories speak about a world unknown to her. A world full of solidarity. For example, when we go jogging, we may come across people telling us, "Wait, I have water" and they run to bring it to us. Sunday morning at Rio de Janeiro Avenue, around seven in

the morning, a car will pull over and someone yells out: "Hey, I have some ice to cool your head; the sun is too strong.
I often take a whistle to cheer up the runners and give them encouragement. This gets me in a good mood.

When I was studying sports nutrition, I devoted myself completely to the studies. I stopped anything else not related to my studies to dedicate more time. For example, if there was a trip to the beach, I would find it much more stimulating to sit and work on my nutrition. Another thing is that one of my lecturers gave me a lot of inspiration; in fact, he is my boss now. I work with him. This lecturer used to say, "When you love what you do, it will never feel like work".
I had never heard about this philosophy. I fell more and more in love with my work and said to myself: I have to work where this man works, because he must be very happy with what he does.
I have been working with him for four years; I love the job and have stayed there.
Consequently I decided that this was my line of work. In fact, today I thank God that I didn't study medicine, that wasn't for me.

4

I had two main mentors: Pedro Reinaldo Garcia, who was my lecturer at Nutrition and Sports subjects in the eighth semester; the second mentor was Adolfo Rocha.
I saw them both every year in classes and at the National Congress of Nutritionists, and at the

Gatorade International Congress of Sports and Science, where I had the honour of speaking in both events. Another mentor was Francis Holway, a highly recognised Argentinean sports nutritionist, who inspired me greatly from early on.

Both Garcia and Rocha were key influences in my career.

5

I have to say that respect would have to be the principal value for me. Discipline, is the foundation of many things.

It is also fundamental to have a steady record of consistency and enjoyment for what you do.

6

I believe that I am now at a place where I never knew I could be. In my personal and family life, thank God, I have always been fine.

However professionally I have been able to establish good relationships, something I thought I could never do. I really never had a lot of friends; they were always small circles, maybe the same four or five lifetime friends and no more than groups of three.

In these days for example, my patients enjoy communicating via Twitter. I interact frequently with them via social media. They often say that it is really nice to have your nutritionist as your friend. This really fills my heart.

I have always had good memory for the stories people tell me; therefore if I remember that at the last consult one of my patients told me that his mother had been hospitalised, I don't start by asking him, "How are you going with your weight?" I think it is more important to ask about his mother than the scales. I keep a good connection and form strong ties with my patients.

When I began to work, one of those people that inspired me said, "You are not going to make a living from control visits" that is, returning patients. "You are probably going to make a living from the people who come to the consult for the first time". In fact, when I went to work at his Practice for a period when he was away, I stayed in charge of his consulting room and this colleague had a lot of patients. Patients who came for the first time and some others came back for control maybe twice or three times in a period of four months. However my Practice wasn't like it was predicted. If I attended nine patients in a single afternoon, eight of those patients were for control. My Practice continues to receive first time patients, however having such high volume of control patients who want to return and refer their family and friends, means the world to me.

7

If I have to identify myself with an animal it would have to be with a dog. I believe that dogs are very special; they transmit so much without saying a word. They are domestic, placid and generally in an enjoyable surrounding.

8

I feel that my personal mission is closely associated with my career, as I am able to help people improve themselves both physically and personally in the area of sports or to overcome severe psychological problems as a result behavioural disorders. I believe that my work has great impact and positive influence on humanity; healthier people are happier within themselves. They get to be better workers, leaders of the economy and catalysts of wellbeing.

I would like to contribute more to public health, but my surroundings don't allow for it. We have attempted to develop a service, through the municipalities, in support of schools for special children. For example with a special nutritional plan autistic children are able to develop almost perfectly and we tried, through many municipalities, but these plans never took off.

Whenever I have had the opportunity to work in different places I started to come across interesting experiences. For example, I worked for a year in schools and I was surprised at the number of cases of anorexia and bulimia that we found there, especially amongst the male students.

The problem is that almost all the statistics report on, and talk about girls. But when we visited schools, I had the opportunity to work in at least two very prestigious private schools and the students who approached us in private were boys. I believe that there is a taboo, perhaps the boys who suffered these disorders were hesitant to say so; it was after they approached us to ask for a card or asked to call me later that from the questions they asked it was obvious that they had the classic profile of anorexia or bulimia.

9

My most significant learning is that if you want to do, you can do. It is within you and I believe that almost all things are within you.

10

When people think about New Year's goals they may set goals that are outside what they can control, for example saying things like; my wish is that the country. I really think, No! It is within you. What is it that *you* can do to make an impact? Then, at the end of the year you are always going to have a positive result, because it is within you and you did it yourself. This gives me great personal satisfaction.

Thank you Maria, it is a great honour that you have chosen me.

"Don't give up, please
don't give way,
Even if the cold burns,
Even if fear bites,
Even if the sun sets,
And the wind goes silent,
There is still fire
in your soul
There is still life
in your dreams"

Mario Benedetti

Eva's Story

Eva, accountant, mother and entrepreneur.
"I hope that the things I have achieved somehow can be of reflection for some people and that they too feel that there is no need to give up; sooner or later things turn out well".

1

Ever since I reached the age of reason when I was little girl, the expectations for my academic achievements were always high and making my father proud meant everything to me.

Knowing that my parents had started from nothing and how they struggled, was a big inspiration for me. My father came to Venezuela from Spain at a tough time without any possessions of any kind. My mother also came from a poor neighborhood of Caracas however they achieved a lot.

Since I was a young girl they had high expectations of my education and I naturally focused on fulfilling their expectations. I felt pride knowing that they would be pleased because I was fulfilling the dreams that parents have for their children.

I remember when it came to studies I was always looking for excellence; without getting tired or frustrated, aiming to do everything in a happy way fulfilling the expectations of my parents.

In 1999 my father died. We were left with my mother and my brothers to fend for the family business. My father had succeeded in building the family business – a plastic packaging company. I was only 22 years old yet I had already been working at the factory for five years.

It was then I realized that I had not been aware of myself, of what I was achieving and everything I needed to do to make ends meet in this country.

2

It was then that I started to listen to the negative comments that people made, such as, that we were not going to succeed and that the business was going to fail, and I don't know how many more comments there were.

As a matter of fact I was already used to working in the business because I started to work there since I was very young. But when the pillar of the family dies and you are left without him, you realise what it means to rely on another person – the head of the family.

Well in fact we succeeded and the pillar of the house and the factory now is me! I am the eldest child. It was when I said to myself, "Look at everything we have achieved, all the studies and work"

I realized that my father had known that somehow he had to prepare me for this as we were achieving something that many people thought to be unachievable, but I never saw it that way.

I am in charge of the administration of the business and my two brothers are electrical engineers. One is responsible for the production side of the factory and the other is in charge of the marketing and sales. I also have my cousins working with us in the maintenance side and electrical departments. We are the whole team and we distribute amongst ourselves all the work.

3

People always ask me, "How do you do it? How do you achieve things? How did you persevere with all the problems that you had?"

On reflection I see myself as a perseverance person I don't give up. I actually find it hard to give up. I persevere and persevere, however long it takes.

I read a lot about the technical side of things that I'm not familiar with and if I'm interested then I read, I go on the internet, I read books. And of course I have learned a lot of things empirically.

I am very determined and I have a high sense of justice. I think that it was instilled in me when I was growing up. If I didn't get it right then I am going to do it until it is right.

Sometimes you can feel defeated by a small battle but the next day you have to carry on, because if not, what is left of you?

This position of knowing how to do many things came from reading and listening to people. From what I have experienced I believe that you always get new knowledge by listening to others. I feel that it is important to listen to people and in this way you know what to get from them because some people have interesting and valuable experiences.

4

I am a public accountant and I graduated at the Universidad Bicentenario in 1998 with an excellent group of girlfriends that I still keep in touch with.

When I studied to be an accountant I was exposed to many laws and I learnt to interpret life through those laws. I also learnt how to make cakes by reading, I learnt how to do an electrical installations by reading - Why? Because we were all alone running a factory when I was only 22 years old and I had to fix many things with the knowledge I acquired through reading.

I would have loved to study something related to nature, like agronomy or veterinarian but at that moment it was not accessible to study in our city and I would have had to move somewhere else. The truth is that the company of our family business was already established and it required us to focus on what was needed at the time, which was to preserve the source of income for the family.

5

I always contemplated: do the right thing no matter how people treat you. In this life you have to pay for everything, but as long as you do everything correctly, then everything will turn out right. The values that I constantly think of are; the sense of justice; persistence; and being comfortable with oneself. If you feel good about yourself because you are doing good in the world, then there is nothing to worry about.

6

I am persistent. I know this because people constantly tell me "Are you still into this? Aren't you tired?" Additionally they tell me "Don't carry on; you are not going to get anywhere". The more they tell me to give up, the more I am determined to continue.

Since the birth of my children, I had the desire to work better every day so that they too have a strong base, just as my parents did for us.

This leads me to see things differently. I tell myself that I have to make things right because I can't contradict my principles. Do good and it will come back to you.

It is this sense of justice that leads me to be persistent because the truth is that at the moment things are not so easy in our surroundings and being persistent makes me keep looking ahead and moving forward. You go about solving those tasks that seemed impossible. You'll achieve something; you'll get to someone.

7

Oh how interesting! I never considered myself this way - however I was always fascinated with birds, with the freedom they have.

The magnificence they have in moving with so much poise and independence. More than anything I think it's about choice; I like birds, butterflies, everything that flies.

I love hummingbirds, they are fast and they are small. I have never seen a hummingbird in danger; they're always hidden in some place and they take as much nectar as they want.

8

I don't think that I have influenced humanity; however I hope that the things I have fought for and have achieved, that somehow can be of reflection for some people and that they too feel that there is no need to give up. I feel that sooner or later things turn out well.

For all the problems life presents, you can find a way to move forward with the best attitude.

9

I have read a lot and have seen many things, I have aimed to progress and gained further information before understanding a situation that I needed to resolve. I read, I search, I find, annoy people sometimes until I find the moment in which I overcome what I thought was my limitation. Nothing is impossible.

10

I think that limitations are in the mind. All you need is the enthusiasm and desire to move forward. Sometimes things may appear difficult but all you need to do is to keep looking for new ways to overcome what you think is holding you back. There's always a light to show you the way and the moment will arrive. You've got to create the space for the light and you will overcome the limitation.

"All our dreams can come true if we have the courage to pursue them"

Walt Disney

Ivonne's story

*Ivonne, international coach, and heroine of life.
"The most significant learning I had in the last few years is to recognise that life is finite … that life is a project".*

1

I always hoped to have an international business. It is something I never really considered before it started to take shape. In some ways, I never imagined that my work as a consultant was going to expand the boundaries beyond my country.

Building an organization, required a solid strategy and a heavy responsibility because of what was required in terms of a business productivity, people in charge, budget and all of those things. Now, I believe that I overcame that fear, I believe that this has a lot to do with the matter of our experience at this point and time of life.

There was a period of my life when I had the chance to reflect on things for over ten months. It was in what I would call "captivity" recovering from a life threatening illness that I reflected a lot on the issue of work and alliances.

Finally I entered into the first alliance with two key people, Elena Espinal, an international coach, who lives in Mexico and with Fernando Sabatini, an

Argentine entrepreneur from the world of coaching. Together we developed an International Diploma of Organisational Coaching that is directed in organisational development, management skills and coaching for the workplace.

This program began in 2008 and it just turned 5 years old and is currently active in seven countries, including: Mexico, Venezuela, Colombia, Brazil, Peru, Argentina, and Chile. It is a program that has served more than five hundred people over these five years. It is serving the coaching community as it is developing further skills in this field. Our program offers a much more successful incursion into professional organisations. This is one of the things that I dreamt of but was unable to achieve because I didn't want to assume a traditional business model.

Now with Elena, we have developed a dynamic and conservative model, independent as well as autonomous directed to highlight the skills needed for success. It aims to increase the capability of individuals involved in this program and combined with other efforts, has the potential of doing greater things in Latin America.

This model united with the book I developed on the subject of ontological coaching, led the way to a methodological model that at the same time generated a tool for measuring competencies; and also the development of the executive coaching program. Today I am partnered with organizations in Mexico, Peru, Argentina, Chile and Venezuela. Therefore if you have told me about something that seemed to be beyond my reach, we can now say that this goal has been fulfilled. So one thing is to develop these companies as an idea and the other is to consolidate them from the start-up phase to productive entities. I once thought that this was out of my reach however the project has progressed and is in full growth phase now.

2

I believe that my first 5 years of work were involved in the field of supporting enterprises. I worked in an organisation that gave financial assistance to new entrepreneurs. We developed projects and capabilities for people wanting to get into business and those were the most popular programs we delivered. This was of great influence to me; because working with entrepreneurs, you can't help but learn also yourself. Therefore, I consider myself to be an enterprising woman. Later on I began to work in the corporate world in the area of management and after 1991 I started my own company.

I got out of the traditional employee and paid work scheme, and ever since 1991 I have been self-employed generating my own work.

The experience I had in CESAP (Centre of Service for Popular Action), I could say that this experience marked me greatly.

3

I tend to see things in a concrete and pragmatic way. Due to my business development I dedicated my efforts to grow the area of executive coaching, I was working with people that hold high key roles within particular organisations and in the process we have covered areas such as capabilities, development of aptitudes, culture, beliefs and values within an organisational context.

I have learned a lot because as an executive coach I worked for example with the president of a company and this allowed me to learn about the company, the sector, the industry and the economic situation of each one of them. Afterwards I worked with the person in charge of the finances of the company, so I learned about finance.

When I worked with the chief of marketing I learned about marketing. When I worked with the manager of customer service or from human resources, or technology or logistics, I always learned!

I always say that I earned an MBA, paid from the experience I had with my clients. That is why I believe that this is where I developed many aptitudes.

I also believe that another aptitude is that I tend to be oriented toward the future, looking for the possibilities; in my mind I develop strategic plans and paths that can achieve and develop new products and solutions.

4

I am an accountant; that is my original profession. I had a great deal of experience in the world of finance and business.

We can say that all of my formation in the area of coaching took place in Chile. There are key people in the process and one of those is Fernando Flores, who is the father of ontological coaching in that country. Another person who taught me was Echeverría, a Chilean also from the world of ontological coaching; Kaufman an Argentine, who has developed the area also of ontological coaching in the business world.

Then, obviously, there are people like Peter Senge, who was one of the great influences in the nineties, from whom I learned about organisational structure.

I am greatly inspired by the practitioners, the doers and if anyone inspires me it is my clients; their areas of interest, situations, problems, what moves them, what limits then my clients are a great a source of intellectual stimulation.

In addition, I am an avid reader, I read constantly and the things I read I immediately put into practice, making them a part of my seminars, they become the work exercises, and I include them in the strategies I develop. What I read is a great source of intellectual development, which later translates into concrete results for my clients.

5

One of the main values for me has to be excellence. I really tend to naturally and constantly assess the best way on how to do things and aim to take them to a next level, a wider scope and better results. This is for me fundamentally one of the key components of my values.

Another value is the ability to commence and develop new enterprises.

Then it would have to be the ethic centred on living in respect, being able to point out different contexts that allow a human being to develop to such extent and to be the best he or she can be.

I realised one of my values from hearing the comments that people told me and it has to do with being "close to others". People call it charisma but for me it's a kind of duty that draws me to be in closeness with a person, I have to feel it, I have to establish a deeper and meaningful contact. So I am not sure how I could label this value but it has to do with a deeper connection and closeness with humanity.

And of course, service is also a key value for me. To be able to utilise all my knowledge to serve others and put it to the disposition of others, so this knowledge can support them in their journey.

6

I believe that my mother helped me to cement permanently the belief that can be better and that I was capable of doing better, making it better and that I could value much more what I had.

It was like an impulse around what is possible. The belief that it is possible to achieve much more than what we are doing right now.

7

I always have identified myself with a bear. I have no idea why... perhaps I am not sure if it is because I consider the bear to be a strong animal, well-grounded an animal that can be aggressive if it's necessary. Apart from that it has a loving side to it, tender a creature that combines tenderness, firmness and strength. I like those qualities in a bear.

8

I firmly believe that my mission is to serve those who want to be a leader and this role aims to transform the world that surrounds them.

My mission is to assist those who want to be leaders or wanting to develop as such that they can integrate these capabilities in order to make this world a better place.

Therefore seeing it in a deeper context my mission has a global impact because my work has to do with developing capabilities and skills in people who want to be leaders and the transformation of this world. In my opinion the world needs evolving in consciousness; we need to dream of a better world and commit to be the change we want to see in the world.

9

The most significant learning I had in the last few years is to recognise that life is finite, that life is a project; in other words different from a continuum process of an organisation with a view of forever... never ending. An organisation as long as it's functioning will transact "products or services" for money and sometimes we think that we can live life as such, that we are here and will be here to supply and demand according to what the market dictates. Do you get my point? Then in our minds we are triggered by the idea of the end; that in any moment this thing called life may end.

This change allows us to start viewing life as a "project" and as such it has a beginning and it has an end.

So if there is something we need to do, we do it. After that, how we do it and all the rest aggregates further value to the moment. And as such we change the view of mortality to transcending life.

Therefore, what has been my lesson in the last few years? Recognising that life is not a continuous process, and that way of thinking helped me through my illness. I was ill twice therefore being touched by the possibility of death approaching; this helped me to evolve as a person, to propel me to do things, to develop; to join. It helped me to see things for their meaning rather than do them from an impulse. This gives birth to a new way to be in the world.

10

For any woman traversing in this world I would say this; to develop a consciousness that life has an end and if life has an end, what are we going to do with this space called now?

This way of thinking means that decisions that were not taken in the past are taken in the now, that choices and options that did not come to fruition are being executed, that commitments we were afraid of, are dissolved because if we don't take action now when on earth are we going to do it?

Then we have the topic of happiness for example… a woman tends too often to sacrifice amongst many other things. However I believe that is important not to sacrifice herself but to place self "first and foremost" and understand that if we are fine within ourselves, the world around us will be fine too.

If we women arrive at this conclusion and master this "concept", I believe that we can accelerate many things. We can commence things and we can complete things.

Sometimes a woman keeps a relationship with a man for forty years expecting that one day it will change but then we discover that the only thing that changes is us. We get older, we have more wrinkles, more grey hairs. And perhaps we could have achieved different things and instead of thinking that we could wait, we could have thought that it is our time to do what we could do. When we acquire this deeper consciousness then we live life in a different way.

"If you cannot do great things, do small things in a great way"

Napoleon Hill

Liliam's story

Liliam, educator and a mother of one.
"I would tell other women who may feel limited, that life is beautiful. That all you have to ask of life is health".

1

If you compare your life with mine, it is very different; why different? Because you come from a professional family, your mother had a profession but when you look at our family and where I came from; then you know that my mother was illiterate and for me to become an educator together with my youngest sister, I can say that we have really moved forward in life.

My mother worked in a home for a family, washing, ironing, and cooking for other people, to give us our sustenance.

Therefore you may say, "Well, when my child gets home from School, I am going to help him with his homework."

You could ask your mother or your father and your father could tell you how much was 2+2. But who could we ask?

My mother was illiterate and today I can say, "Hey, I am really something! We really have value".

My mother showed great interest in my education when I was a child and she went every month to ask the teacher how was I doing.

Consequently if the teacher said: "Liliam is going to fail in reading." My mother would say, "How can I help her?" There is nothing I can do, everything has to come from the school and if she doesn't learn here, what can I do to teach her? Did she fail? Our Mama could only say, "Call me, if she doesn't do as she's told, If she doesn't want to read, call me don't let her go to the recess." She assumed that the only hope was the school, and every month she would go to see if there was some progress, how I had behaved, and if I learnt how to read yet.

However years later I became an educator and in those early years of becoming a teacher I had a son and I helped him with his homework. I could say to him; "be careful, leave a margin. Do you know what a colon is? What it is used for?" Then I would reflect on my mother and how she must have felt not to be able to help us with our homework.

Yes, our mother was a servant at people's home however one thing is for sure, we always went to school with our clothes ironed, our shoes shined. I had two pairs of socks, I wore one pair and she hung the other pair in the sun. I never went without socks and I never went with dirty socks and I never went to school with a dirty uniform, because she was there.

Some people say that they could not study because they had to work, but not us! We studied, because we had our mother, also because we wanted to. Imagine, on Saturdays I used to go to the lady's across the street. She had a little more than we had and I would help her sweep her patio.

2

My father died at the age of 45. He was good to her. People tell me that he cried because he knew somehow that he was going to die and he called out to people closest to us, to our Godparents to say "Don't abandon my Chucha (that is the nickname in which my mother was called), don't leave her alone". My mother didn't come from a large family she only had one brother, her mother had died, her grandmother brought her up … so you could say now that we overcame that situation.

After my father died, my mother had to go to the city to work for a family; she had to leave us with my aunt and her husband, who were the Godparents of our older sister. They didn't have any children and took really good care of us, but it felt at times as if we had to survive, since our Mama wasn't there.

3

That I have the ability to teach others I also said to myself: "I want my mother to learn to read". Something I could not do because she always resisted. Amongst other aptitudes are that I am capable and entrepreneurial. I have always said, Yes, I can. I am going to do it. That is my goal: and I am going to do it. The responsibility of being a parent made me think about my actions for advancing in my career and I made a decision to stay as a teacher, instead of continuing onto higher studies to get an advanced degree. My younger sister had graduated and continued with a Masters Degree in Education

4

I wanted to be like that teacher I had in first grade. She was so pretty, everybody respected her, she taught us and so I said, I want to be like her, I am going to be like her. I am going to graduate as a teacher. She invited me to her house from time to time, because I had earned it. Why? Because I was obedient and when she asked me to do something, I would do it with great care, with love and without getting mad so she would invite me to her house. That's when I said: I have to get my mother a house like my teacher's house. That got me inspired to become a teacher.

The simple fact of being called a teacher. The title "*teacher*" that is what I wanted to hear. You may know that every town has poor people and high-class people, so I used to say: I want to marry that guy from high society… who has greater possibilities. Then I thought, in order for me to marry that guy, I have to become a teacher. I could have also said, I could be a doctor. But I didn't! It was teacher, I don't know if it was because that teacher was so pretty or because she used makeup. The teacher had lots of admirers; I could see that the townspeople greeted her wherever she went. They invited her everywhere, she would be in Sunday mass and everybody noticed her, the high society men stopped to chat with her, when they saw her walking down the street and they all respected her.

Later, as the years went by I wanted to advance my profession; that is, to learn more things. Then when I got married I dedicated the time to my home. The goal was to form a home, to care for my husband.

When I had my son I gave him all my attention, because I was afraid of not giving him the attention he deserved. So the thought of my son not being able to eat enough or on Sundays, if you don't attend the sports practice, they will kick you out.

I reflected many times on this. One day I went to study on a Saturday and my son had an exam the next Monday, and he got a low grade which made me think, if I only had been there for him, he wouldn't have gotten a low grade. I think that the fear that I could have accomplished very little, stopped me, and the possible complaints I would receive from my son when he became a man.

5

The most important value for me is "*respect*". If there is no respect everything else falls apart. And this respect starts with self-respect, in order for you to give to others.

The next value is *responsibility*. These two values must go hand in hand. I was embarrassed when I lived in Flor Amarillo, (which was a pretty long way away from work) and I would get to school late. I always say, if I know that there is a lot of traffic, I have to get up earlier because I was being paid for the hours that I was teaching and those hours were not for the school, those hours were for my students. Responsibility in everything we do is very important to me.

The work of a teacher is both at home and at school, especially all of the work I did with the lower grades. Sometimes I had to work on Sundays doing corrections; however on a Sunday my husband would say; "Let's go and do a cook up" so I would say, "OK, I can do the corrections on Monday" and I would get up at 4 am and get it done. But I wasn't going to miss out on that party, because I would lose the chance to spend time with my son and my husband. If I didn't go, I would be sacrificing valuable time with my son and an outing to the beach with them so I could stay home doing schoolwork corrections. Another value I hold very high is *loyalty*. You know that is true, when I have my people they are my people.

6

My mother always said: Whatever you say becomes a declaration for yourself. Therefore I always say that I am very well. I am most of the time optimistic and positive. There was a man that told us... Listen, thank God your mother is illiterate, because, if she knew how to read, she would be a governor!

She taught us these things, these principles. She used to say, "If someone asks you how are you, say that you are very well, even if you are hungry from not being able to have food. Whoever is listening to you is not going to give you food. Who can you tell that you have no food? You can only tell me, your mama, the only person who feels for you, who is your great friend, or your sister". That is what she taught us.

7

I identify myself with a bird that sings, I like to be cared for so that I can return that care. Because being caring is what life has taught me. Our mama was a great mother, but she wasn't one to spoil us so I learned that from life. I wouldn't want to be a lion or a tiger, I would like to be a bird a parakeet that you can touch and can feed.

8

I always wanted, like the word we use here, "to polish myself more", to acquire more knowledge.

I saw my students with great potential, and I would say to myself this one is going to study at the university and this was a joyful moment that made me want to teach them more. Then when I went to extra courses I paid more attention because I wanted to obtain greater value. So later when I finished the course…I would say: I am going to teach this to my students. In other words, I gathered all this knowledge and wanted to give it all to my students.

In these days if I see them down the street I ask them, "So what did you become? And they tell me: I am a doctor, I am a lawyer and that's when I reflect; that I did a good job!

9

I think that the most significant learning is to be a professional and one of the things that made me the proudest mother on earth was when I said to my son; ah, here I have my engineer. And my son came close and said, "Thanks to you mama, I am an Engineer" because my father was a great man but he was always very lenient with me but you mother on the other hand you were always there for me and you were firm in the right kind of way.

10

I would tell other women who may feel limited, that life is beautiful. That all you have to ask of life is health. If you have your health you can do anything. We are super women, we work, we attend to the kids, to our husbands, we take care of the house, go to parties. We really are super women!

I would also tell them never belittle yourself, go forward and onwards! Have confidence in yourself. You can, yes you can! Give quality instead of quantity and always help your fellow man.

Of course, I am never going to say I am equal to a man, because I can't lift a sack of cement, so that is why I say: we are super women.

"Take into account that great love and great achievements involve great risk"

Dalai Lama

Marielba 'story

Marielba, Lecturer at a Venezuelan University, specialises in Human Resources and Executive Coaching.
"I think you create your own ceiling of limitations. If you are determined you will break the glass ceiling established by what you think are your limitations".

1

I married at eighteen and my husband is ten years older than me. I continued my studies; however in my last year of high school I became pregnant with our first child. Sometimes you may think that the circumstances forced you to settle for less but I was determined to go ahead and complete my education. I think this determination is something that has characterised me throughout my life as the decision to continue studying, completing my university post graduate degree at night because I had two children. Also the decision to work in Caracas – Venezuela's capital city but live in Valencia which is around 100 km distance which meant travelling in a journey that could take four hours. The last decision was about moving back to Caracas, leaving my husband who was settled in Valencia as a professor at the University there. I said: "I'm going! I moved in with my daughter while looking for an apartment. This created a mini crisis in our marriage.

Sometimes we think that habits make the norm and I certainly had the habit to travel between the two cities for over fifteen years. So I bought a house and now live within fifteen minutes from work.

I believed it was my turn to have what I wanted; because previously I gave up my studies for a while so I could look after the children whilst my husband did his post graduate degree in Italy. So I think it was my moment, it was right to give myself permission to do something really important.

2

I have to say that my husband has always been a great support. He always told me: don't build barriers in yourself. I believe that for a country that is not developed, Venezuela is a good environment for women to develop. The limitations are entirely up to you, for example here I earn just as much as men; in fact I have always earned the same as a male colleagues. I have never felt any discrimination in my work places, my family has always supported me and it was natural for me to go and do these things. My environment has been of stimulations, not restrictions.

3

I find it easy to study. That is an aptitude I have maintained over the years. I am very studious and really disciplined, and this has maintained me up to date with what I wanted to accomplish.

Despite all the difficulties I graduated Magna Cum Laude. I was first in my postgraduate group so I think this shows cognitive skills and an aptitude to study. My attitudes are persistence, being studious.

4

I am The HR Director and my role is organisational consulting. Is a job that requires building high performance teams and I also contribute in the process by coaching executives.

I have a degree in education with a specialisation in grammar, however after I graduated I commenced my working career by writing companies presentations, this took me closer and closer to the organisational life of a company. At University of Carabobo I chose organisational development and additionally I had begun my executive training at the IESA, the Institute of Advanced Studies in Administration. It is a leading institute in administrative studies and delivers one of the most prestigious postgraduate courses in Venezuela. Therefore I started specialising in Human Resources because I worked at a private university where I was offered many opportunities. The Vice Chancellor believed very much in me. I then continued further studies and did a graduate degree in technology in Monterrey, Mexico.

I worked at "The National", one of the main newspapers in the country and worked training high performance teams with a group of reporters. This was particularly challenging because journalists in this country are very peculiar and I worked in coaching them. I work in leadership, conflict management, career and lifestyle guidance and that is really fascinating.

I think that there are no a specific mentors other than my husband.

Having confidence in myself has inspired me enormously. I had a colleague who lives now in Spain, Carmen Helena Granel. She was a very good teacher and I could see me being like her. Also there is another person that has passed away, Janet Kelly the director of IESA, a very well connected person, highly appreciated in the circles of our profession. I also dreamt of being like her. They were a great motivation in my career.

5

In my daily life I would say it's about being fundamentally honest. I'm not talking about not stealing; for example, I am unable to publish something and not give credit to the source where I took it from. When I work in a team I give credit to each member of my team.

I'm honest in my relationships with my husband and with my children and this has earned their upmost respect for me. I believe that honesty is a broader view of what life is about.

Another important value is responsibility. This responsibility at times goes against me because sometimes I take on the duties of others as well as my own. I make huge efforts to achieve my goals. As a consequence, at times I have had health problems because of the impact that this has produced in my life. On one occasion the Vice Chancellor of the University in Valencia and I had a meeting in Caracas. There were some arrangements to meet with one of the ministers.

Those were the days of no mobile phones and I was told a day before that the meeting was cancelled, so as the Vice Chancellor travelled a day earlier to Caracas to meet me there. I had no means to contact him and as I did not arrive, he said that as I didn't make it, there must have been a compelling reason for me not to be there. That makes me very reliable, even predictable. I dislike not being responsible and this is in all areas of my life. In fact my children have relied heavily on their father when it comes to situations where there is a need to talk things through, but when it's something that needs action, they turn to me. They know that I'm going to do it and I'll do it on time.

6

My mother always said when we were kids; I do not care what you will be or study but make sure you'll be the best. For example she carried on: If you hammer a nail then you must be the best nail hammerer in town. So this wasn't an inspiration for me but a determined factor.

I saw myself in a position of being a professional woman, something that was a major effort to combine my professional life with my family life. Truly it was crazy travelling between Caracas and Valencia every weekday for fifteen years.

I always tell this to my daughter that the freedom of doing the things you want in life begins with having an economic independence. Looking for this financial freedom has allowed me to have this independence. Perhaps it is an attitude that can be perceived as a bit materialistic but I see it as a reward for my efforts.

7

I identify myself with a snake because it can choose any path it wants, its flexibility makes it slide through steep and stretchy areas; something for example an elephant could not possibly do.

8

I would say that my work in education has impacted some people positively in the degrees I taught at University and now in my role in executive development of teams and individuals. It is very nice to hear people acknowledging this impact and being grateful for it.

At one point I became the coordinator of evaluation at university. It seemed like there was a leak at the exam time and I was nominated to do the job, in fact I was drawn to it. Afterwards I learned that the students named me the *"Thatcher"* because I broke all cheating habits they had by adopting a strong anti-cheating attitude.

Nowadays when I meet my former students their gratitude stuns me. One day I was with my husband and I met a former student that after greeting me warmly introduced me to his wife and child and made a humorous comment about his student years. Another time I also met a student that acknowledged that what I taught him helped them make changes in his lives and in his career.

For me it was greatly satisfying to assist the president of El Nacional the son of Miguel Otero Silva to detach himself from the company. This seemed at the time to be a very difficult path or decision to leave the newspaper. However it was achieved successfully through my coaching and that gave me a great sense of satisfaction and contribution. I feel that possibly through these kinds of experiences I have made an impact by leading by example and with my honest approach to life.

9

I think you create your own ceiling of limitations. If you are determined you will break the glass ceiling established by what you think are your limitations, sometimes we think that the world around us will punish us, especially in a social structure like ours that still is very traditional. Seems a bit contradictory because in my experience it has been the opposite; my friends and family have supported me in all my endeavours. Sometimes we ourselves set these limitations.

10

If you believe in yourself and in what you want to achieve, this is a great way of overcoming any possible limitations you might find. To conclude, I would say: believe in yourself; make an effort and take advantage of the opportunities that are presented to you. However to take advantage be prepared because they may not be presented to you twice. They might be there and you don't see them or the opportunity is there and you are not prepared.

> "He who has a why to live can bear almost any how"
>
> Friedrich Nietzsche

Marines' story

Marines, Systems Engineer, Consultant, Promoter of Social Responsibility and mother.
"The most significant learning is that miracles do exist and they come in different sizes. In Fact the size of the miracle is determined by you. Faith can move mountains".

1

What inspired me the most was the fact that I wanted to have a child. I always told myself: I want to have a child, no matter what, I planned it and I accomplished it. I decided this when I was 38 years old. I had a boyfriend and after we split up and I decided that regardless of being married or not, I would have a child.

A friend mentioned one day that she would rather offer a home to an orphan than give birth to a fatherless child. This statement stuck with me and from there on I started searching until my son arrived and I can honestly say that he is my North, he's the one who gave me the strength to live and go forward. He's my engine. After the fall of PDVSA (Petroleos de Venezuela Sociedad Anonima), the oil crisis that happened in 2002, I lost my job which meant that I had a newborn by then as my baby was born in 2001. However, thanks God, I was able to overcome this terrible situation and move forward.

I started to work again after a period when I had to have a break. I had a second hand shop in Guarenas and I started creating work with whatever I could. Then I went to work for Kraft for about one year.

After my time in Kraft, I became an associate at a franchise with two of my ex PDVSA colleagues. We offered short IT courses but unfortunately it didn't take off because we needed government contracts and as we were 3 ex-employees of PDVSA, they didn't take us seriously. We submitted many proposals, but they never gave us a single contract.
We could not find individuals that were interested in taking short courses because the mentality in our country is that if you are not a university graduate, you are nobody. We were forced to close this venture. Therefore this led us to set up a web portal called MisHijos.com.ve. Here you could find out about doctors, therapist, clothing, toys, and entertainment, everything that a child needs. It was a very nice web site. We worked there for two years, but financially it didn't produce as much as we thought. Although we continued our operations we ran an event; it was a marathon for preschool children in a park called "La Guacamaya". In the meantime I accepted a position with Pan-American Protection Service as a Project Manager because I needed to get some financial stability and worked for them for approximately two years and the end of my contract coincided with the death of my father, which affected me for a long time. The death of a loved one is never easy.

All the contacts I made in PDVSA provided me with small projects and jobs, for example with another ex-colleague I managed a fast food franchise. I did this for approximately one year, until one of the associates was diagnosed with cancer and I practically watched him die. When this colleague died, I was left alone with the franchise until I said: that's enough. I was tired because it was very far from my house. I had to work during public holidays and neglected my family. Currently I am selling some anti-aging products that you can find around the world.

I now have an online gallery called La Galeria Extractos where I have my products and we also have works of a friend who does batik paintings and also the artistic work of a primary school friend who makes jewelry amongst many other things.

I am also working with one of my aunties in social responsibility. We are working in fundraising and right now we are setting up a project for obtaining financial support to equip 3 offices in the interior. Therefore with all these jobs, the house and my son and all the extra things I come up with, I am pretty busy. I am constantly coming up with new ideas.

My son arrived when God decided. As a baby, the pediatrician noticed that he was late in lifting his head. The doctors investigated and told me that the he was hypotonic, which means weak muscles. He has been undergoing therapy from the age of 4 months until he turned 8 years old. He is perfect now. Doctors call him a "miracle" as they thought that he was not going to develop well. Initially they thought that he would need a special school. Now he is in a great private school with big academic and musical goals. When doctors concluded with the therapy they told me not to have great expectations, that my child will always be a "B" student, but last year he wanted to get "A" grade and he got it. He plays the violin, he's in the football team, he was in the basketball team and he outperformed all the expectations that the rest of the world had of him.

2

I wanted a baby by adoption, artificial insemination, by any means! My parents and all family supported me in this one. The day that my son was born I didn't have anything ready but one of my cousins went to the baby shop and asked; "What does a new born require? Give me all he needs."
She then brought the sterilizer, clothing and a lot more things. His godmother bought him a cradle so the day when my son arrived home I had everything and you can't imagine the amount of people who passed by to meet my son.
My cousins came to visit every day. Yes, friends, uncles, cousins, everybody was bringing something for the baby; I didn't have to buy anything. In fact, even now I only had to buy the school uniform as he always receives presents and clothing. Everybody loves him; he's very affectionate and friendly.

3

I think of myself as a fighter and throughout time I have learned to be patient because when I was younger I was restless when things were not moving as fast or how I wanted them to. Time is a friend that never fails and makes you understand things that when we are young we simply don't see.

4
I am a computing engineer. I have talents and abilities with my hands and I have always worked with my hands, although sometimes it didn't materialize in what I wanted. As for books, The Bible certainly and the writings of Connie Mendez (Metafisica) taught me great things.

5
I rely on my Christian values, I am a Catholic, although I don't go to mass every Sunday. One of these days the priest told me not to worry if you don't have the time to go to mass due to your family commitments, don't stress. But I do pray every day and above all I thank God for everything I have and I have instilled in my son this primary belief that there is a faith and a God.
Another value is responsibility. I am very responsible and punctual. My son says: "Mum, why do we always have to be the first to arrive anywhere?" I am very straight and this comes from my parents. For me it is also important to show respect to others so I can gain their respect. Basically, I think these are my core values.

6
I think I am a very determined person. I am a fighter because I had many challenges to overcome and

now I have the big task of all in looking after my son, my elderly mother and her sister. The house, my job and the social work I do. I always look for ways of complicating my life.
There have been a few cases in our family of depression. Yes in my family there have been serious cases of depression and apparently it is hereditary.

I'm not an expert in the field, but I think it's a combination of the psychosomatic factors and enzymes. I'm terrified of falling into a depressed state, but of course, as I am a fighter, I aim not to fall in its trap. I read a lot. One thing that helped me were the books of Connie Mendez, particularly the metaphysics as she explains it, the fundamentals of these teachings that don't conflict with my Christian faith. Her writings have increased my faith, strengthened my motivation to succeed; they taught me to have a positive attitude and to leave the negativity behind me.
For example, I had a boss who told me: be pessimistic and you will be right. I now know that this is true, it's not that you're right but if you have negative thoughts, bad things happen just as a result of that. They say, "Energy goes where attention flows". You are generating negative events by giving them energy! This is exactly what I have aimed to change; to see the positive side of everything that has happened to me.
I think I am a very determined person. I go for it; I search; I think of new ways and I start again. I'm always doing new things.

7

I thought straight away of a dog. I have a beautiful Boxer. I always had Boxers and they're so sweet and tender, playful and they never growl. They understand what you are telling them and can never hurt you or bite you. They are faithful and give you unconditional love. That is why it just came to mind.

8

I think I am an optimistic person raising my son to the best I can so he can be the multiplier of good things. I always look for ways to help humanity in every way. For example, I don't waste anything and if it is in good condition, I look for somebody to give it to. Nowadays I'm into recycling. The collection in our area is once a month so I have to store everything in the meantime. I have bottles, cardboard boxes, plastics, everything that is recyclable. I believe in recycling and I intend to help as much as possible. On the other hand, I always combine my activities with some sort of help or support to the community. For example I have my web portal, my virtual gallery but I also have the entrepreneurial social responsibility of the gallery in which I give away some of my earnings. I also support the 'criollitos' – a baseball team for children where my son learned to play. The majority of the kids are from poor neighbourhoods with scarce resources. This team needs a lot of support and sometimes this support is not necessarily financial. For example a colleague of mine gave me a pair of baseball shoes, which her son didn't need any more. I went to the field with my son and took the shoes with me. When I gave them to the team coordinator her face lit up and she said that the shoes will be perfect for a boy who had stopped coming to the lessons because he didn't have any shoes and these shoes were simply heaven sent. As you can see, even the smallest thing such as a pair of old shoes brought a smile to a child's face and happiness to his team. This is one of the reasons that I am always looking out to help others and with the recycling I try to help the environment

9
The most significant learning is that miracles do exist and they come in different sizes. In fact the size of the miracle is determined by you. Faith can move mountains.

10
The message for women who may feel limited is that there are no limits. Limitations are self-imposed. If you set yourself a goal you can achieve it. For instance, if you can't have a child, there are other ways to do this. There are millions of orphans that surely would appreciate the warmth of a home. If you don't want to establish a deeper bond such as the mother-child relationship, but you still want to help a child, there are millions of children that need help as small or as big as you can offer.

Professionally speaking, whatever goals you set yourself to be and achieve, as long as you do it with all of your heart, with care, dedication and patience you will succeed. I went through difficult times. I am a single mother and there is no companion or man who can support me; however, with the little that we saved, we manage to make ends meet and have an adequate lifestyle with our needs covered and treat ourselves occasionally with the things we like.

"There are only two ways to live your life. One is as though nothing is a miracle. The other one as though everything is a miracle"

Albert Einstein

Nahomy's story

Nahomy, Human Resources Manager. During adolescence overcame Hodgkin Lymphoma.
"I learned that it is important to cultivate the body but not to the extremes".

1

There are spectacular things in my life regarding the setting of goals and achieving them.

I am working for a new company and when I joined them they had only seven employees who were all working on developing this project. One of the things that gave me great satisfaction was that I selected the entire staff of the organisation using the criteria that we set to achieve this. Now I love listening to the company's owner and the general manager speaking proudly about their employees. I feel particularly proud of the human resources that we have built within the company and knowing that that I was directly responsible for that gives me great satisfaction.

We now have a pretty big company, an automated one and now at this initial stage we have sixty four employees. Considering the current conditions of this country it is not that easy to integrate a team and engage people. The company refines edible oil and our staff is qualified. Our employees are family people, with life projects; people just like us the leaders of the business. It has required a lot of dedication and a long process. If we were not one hundred per cent about someone we didn't employ them.

We are now starting the second stage and I am currently seeking the staff needed.

2

All my working life has been under the Chavez government. This political and legal environment with frequent law changes with protectionism towards the worker, whether they want to work or not and the labour environment has become increasingly complex, forcing us to adapt and constantly seek new ways to protect the organisation to ensure that we find the best human resources.

We have to keep learning and finding mechanisms to adapt and cope with the situation that the government has created because conflict arises within a company as workers have the same rights regardless of their efforts and merits. This makes it difficult to sack an employee whether or not they are useful to the company.

Coping in this environment has helped me a lot because I had to acquire a great deal of academic training. It has been a very valuable adjunct to the ethical and moral lessons I learned at home.

I come from a professional family used to being committed to work and to establishing strong and healthy connections with the people around us. I think that is essential in coping with any difficult situation at work, in social life or in health.

In my home there are women and men who are used to looking ahead and facing adversity in a positive manner. I always heard my father saying that despite any difficulties we will be fine; and it was as he said. Regardless of the difficulties in the country or at home, we are always fine because we work towards the common goal of overcoming obstacles. This well-being is mainly up to you.

3

My whole family has been a great example, but to me hearing about my father's life has been crucial. As a kid he and my grandparents fled their country (Croatia) where they spoke a different language and arrived here (Venezuela) in conditions that were not exactly ideal.

He proudly told us how he slept in sackcloth made from flour-bags and how my grandparents did well without having any education, only the value of honest work. They managed to instil this in their children.

My dad was a great university professor and a wonderful father which shows that just as my grandparents and my uncles he was able to transform a precarious situation into a complete success.

My maternal grandfather, Mayia, (the affectionate name we call him) was not in such a critical situation as my paternal grandfather Antonio but they both went through difficult periods in their lives.

My mother's family believe in hard work, honesty and love for the family.

When one knows that other people are available to support you and I don't mean financial back up, then there aren't difficulties.

Today in conjunction with the maintenance manager, we interviewed a young man and I listened to him tell us about how he worked as a cook and as a cleaner so he could study and how he earned the minimum wage, has two children and a wife. He recounted how once his daughter got sick and he was paid a travel allowance, he saved this allowance buying bread and ham for lunch and dinner. When you hear stories like this, you then realise how lucky we are. However with conviction we can achieve better things and this depends on us and our labour.

4

Regarding knowledge per se I think I have had many mentors, people from whom I have learnt important lessons that I have applied in different stages of my life My main mentors were my parents and my uncles. My Aunt Liliam had a tremendous influence in my life; in fact my career path and studies came from admiring her in the field of Human Resources. I wanted to be like her.

5

I enjoy teamwork; I respect others. I can achieve great things alone but I find that achieving great things when I do them as part of a team gives me much more satisfaction.

I believe that when you work in a team the results always have greater impact. It makes the other party feel included and that feeling is comforting to those involved. I always tell my daughter, Fedora, "Let's work in team."

My other values are honesty, responsibility, friendship and respect.

6

My beliefs revolve around: I can do it! This has been fundamental in my life. Especially with my health issues I had in the past.

People asked me, "How did you overcome your illness?" I don't know exactly, however I always knew that I was going to heal; that was something about which I never doubted.

I thought I was immortal and that made a huge difference. Even at times of difficult situations in my everyday life, I am convinced that 'I can do it! ' and that is to me the key to success.

7

How amusing! Today I asked the same question to a person we interview for our organisation.

I remember a team exercise we did as teenagers at School and my classmates were asked to identify a person in the group with an animal. At that time my classmates and I agreed that I could be identified with a rabbit, I looked like a rabbit; tender, soft, yet vivacious. The truth is that up to now I never thought about this but I still believe that I identified with a rabbit.

However a dolphin came to mind because the dolphin is not a conflictive animal. It is usually part of a group. I do not like the utter loneliness even though I am very protective of my own space. The dolphin is friendly, docile yet a strong and a determined animal, with a cheerful nature just like me. So maybe the dolphin would be the animal with which I identify myself at this time.

8

I believe that my personal mission has an impact because if everyone in this world was focused on doing what they do in the best possible way, avoiding harming other people, I sense we would have a different world.
Of course I feel that doing it by myself doesn't have a great impact but is part of a chain.
My great grandparents did everything correctly without harming anyone. My grandparents also did the right thing, living by solid positive standards that they passed on to my parents, and my parents, in their turn, passed on those values to me. I will do the same with Fedora and she will do it with her children. If only each human travelling this earth would do the right thing, without harming another, trying our best, we would have a different world.

9

Definitely overcoming my illness for me was a great experience. It was very important because when I was fifteen, at a time when looks were extremely important, and to look pretty was essential. I was diagnosed with Hodgkin's lymphoma, a type of Cancer. Thank God at the time it was controllable and curable and still is. I underwent chemotherapy and radiotherapy. I lost all my long beautiful hair, eyebrows…I lost my nice teenage figure because of the steroids and drugs.

I learned that it was important to cultivate the body but not to the extremes.

More importantly, I became aware of all the extraordinary people around me, close relatives, friends, even people who didn't know me but they offered their help in many ways. The solidarity was amazing.

There were moments where I felt so unwell that I thought I was going to drop out of school but I didn't. I kept up with my exams, with the school work and I finished my school year.

10

I would tell other women who may feel limited, that however difficult the situation might be, in reality we set our own limits. We build our own barriers, but we can jump those hurdles.

There are other barriers, those we build from our fears and we also create barriers that do not exist. We must have a conviction that we are capable and that we can face any difficulties because indeed we are human beings with extraordinary capabilities and values. Everyone has an extraordinary story to tell. I don't think there is a person on this planet that does not have an amazing story to tell.

"Tell me and I forget.
Teach me and I remember.
Involve me and I learn"

Chinese Proverb

Paula's story

Paula, Parapsychologist, spiritual guide, healer and mother of five.
"I feel that all human beings have a lot of strength and a lot of energy and if we know how to access it and put it to good use it gives us the feedback we need".

1

I am 80 years old and I was born in San Cristobal where I married and had my 3 children. The first thing I did in my early youth was to study in Barquisimeto at a place where my aunts used to live, a city 3 hours away from my hometown. For me it was a very special time to live with them because I learnt many positive things; they taught me many values, many entrepreneurial things. In Barquisimeto I studied commerce in a very important institute of that era called Mosquera Suarez.

I lived with my aunts from 1945 to 1950 after which I returned to San Cristobal and started working for INOS (the Institute of Sanitary Works). I was 15 years old. I got my first job working there for five years. I married and had my 3 sons, however my husband decided to go to the Llanos and I was left alone with my children in my mother's house. They were at the time, six months old, one and a half, and two and half respectively. They began to grow up under the tutelage of my mother until one day I said: "I have to go from here". Therefore I decided to go to the capital Caracas where my aunts lived. They were the same aunts, the ones I stayed with while studying in Barquisimeto.

2

My mother objected because the children were very little. After considering this I said that I'm going because I have to work hard to give the children a future. I wanted my children to become professionals, people of great values and success. My mother was a woman of the Andes and in those days they had traditions and beliefs that a woman should not be alone. I told her that I was going to live with my aunts and I left to live in Caracas. I brought my eldest son with me who was then four years old, and I left my youngest child and the middle boy with my mother. Well, despite my mother being worried sick and not convinced of what I was saying, I did move to Caracas with a suitcase, 10 bolivars in my wallet (the equivalent of $10.00 in today's standards) my inner strength and high hopes for success.

After eight days in Caracas I started working in the courts. One of my aunts was working there, and she suggested an eight day trial. She said, "If in those eight days you can take a record, you'll get a job." And so it happened. I obtained a permanent job eight days after I started there. Thanks to my confidence, strength and the knowledge I had acquired from my studies in the Business and Commerce School, I managed to type very fast on the typewriter, take the shorthand dictation and move forward.

When I started working at the electoral desks in Caracas, I met my current partner and after several years we married. Then I brought my two other children from San Cristobal to live with us and this marriage brought us two daughters. One lives in London, and the other lives in Caracas. I feel that all human beings have a lot of strength and a lot of energy and if we know how to access it and put it to good use it gives us the feedback we need. We have to think positively and to connect with the Universe, the Cosmos so that these energies can help us prevail at all times. To connect with the Cosmos I meditate. I always try to see things positively. I see negative things as life lessons to help me grow, to get better and to fight harder and with more energy.

I am totally convinced that if we are positive and have faith that there is a God Almighty to help us and to guide us, we always succeed and come through happily.

Throughout my life I disliked criticism. I never liked to judge another person. I don't hold grudges against anyone because my mind is always filled with the thoughts of love, forgive and forget.

In this pursuit of meditation and spirituality, I was helped and inspired by a great teacher, a parapsychologist with a vast knowledge; Jaime Rivas who guided and taught me a great deal about spiritual life. I always enjoyed mediation but I pondered and pondered but could not find what I was looking for.

He then said, "Paula, if you want to go into a deep meditation, if you want to see everything that is within you because we all have our copy of the Cosmos within us you have to be vegetarian."

I became a vegetarian many years ago and now at my age I take absolutely no pills. I have very good health. I do my breathing exercises and when I was younger, I used to do a lot of yoga.

Doctor Rivas told me, "Paula, after six months of being vegetarian you can go with us to India." All of my life I had dreamt of going to India to seek spiritual knowledge. I fulfilled my dream in 1989 when I went with a group of twenty people to visit a teacher in Rajasthan, twelve hours from Delhi.

We crossed the whole desert and it was one of the greatest experiences I had in my entire life.

This determination that I had throughout of my life brought me to India and I was filled with joy during the twenty days I was there. I meditated and enjoyed the very positive talks and teachings of our spiritual leader who explored the science of the soul, the preparation for when one leaves this physical realm.

The most significant part for me was the start of the meditations, initiated by the teacher. All of us who were in that place were chosen for this initiation process. I can tell you that through all the meditation I have done before I had never accomplished what I accomplished in that initiation. I reached great knowledge and to this date I still meditate. I have felt rewarded and capable of helping others. I have a blessed and harmonious family. One of my sons is a priest in Rome. I have a doctor and an engineer. My daughter who lives in London is a publicist and my youngest daughter works in television.

3

Meditation helped me tremendously because it has balanced my chakras which in turn helped me to have a solid foundation.

When we meditate we see how our energy gets better each day. I have always taken care not to waste my energy by avoiding negative comments and by not judging anyone because we all walk our own path and have our own mission on this Earth. I am very grateful to God who guides me. I am now concerned with something that I know I will achieve and that is to write a book with all my memoirs and all the clients I had during my consulting years.

I'm still fond of parapsychology and even now I am still being asked for help which I'm glad to be able to give. However now I'm not directly involved because I am preparing to write my book and I already have many things written down. I believe I have been successful in the sense that I have brought up my children well and they are people with solid values.

4

I completed my studies in parapsychology and established a consulting room, in which I accumulated a lot of success. I believe that I was born with these extra sensory abilities and I was able to successfully complete all the tests that my teacher conducted. I feel that I have extra sensory perception. Before I came to live in the capital I was able to see beyond that moment. I saw my future improving and an energy for making my life much better. Even now at this point in my life I see many positive things that are yet to come.

Regarding my mentors, Johnas Puro was one of them and Dr. Jaime Rivas, who's still alive. There were other important people like Mr. Cordero whom I met in a workshop. Also I have to mention Dr. Molina, another member of the path to the Masters they all guided me. The point is that through a number of circumstances I met a series of people who led me to gain the knowledge for what I wanted to do in life. All of this is the science of the soul, not religion, but science of the soul.

5

In my personal and professional life I have applied the value of transparency. I think that lying is toxic and taints the human being. I have been very careful not to lie because lying sets a barrier on the way, a barrier of destruction and hurt. Instead when we tell the truth the paths of light and love open up. Honesty is one of my core values along with love and respect. God guides us in this truth so we can live in this earth helping others and for that we need to be people totally healthy in body and soul.
I also apply the values of love and respect.
I went through difficult times of my life only with hope and faith that a better day will come and that day did come.

6

I believe in work. I worked throughout my life. When I was 5 years old an aunt made me a wooden step so I could reach the stove to make the arepas. She dressed me up very prettily so that when the procession of the Virgin passed during the Holy Week I could leave flowers on the paths where the image of the Virgin would pass. She would say, "Paula, work is what leads one to triumph."

I am organised, and I believe that we can do many things if we are well organised. Many great and beautiful things have happened and at my age I feel very well and I am flattered that you are interviewing me. I love being here surrounded by nature, in the sun.

7

I identify with an elephant, because it is an animal with a great deal of energy.

When I was 4 years old I went to the circus and I wanted to touch an elephant's trunk so I ran away from my mother and I went to touch the elephant's trunk. Everyone was very distressed because it could have hurt me. But no, the elephant allowed me to stroke its trunk. I admire the elephant as it is vegetarian, mystical and has a long life.

8

Even at this point in my life people call me to consult me and I gently help them so this allows them to see that they will overcome this difficult time they are going through.

This makes me feel grounded and with a great impact on my surroundings and on humanity.

9

My most significant learning is that we all have the potential to reach success and to be happy in this life.

10

I want to send a message to those people who have not yet awakened their spiritual side, to be positive, that they can succeed if they have faith in themselves and if they set the energy within them to work. My desire, like yours, is to help others to wake up their spiritual being.

For other women that may feel limited my message will be, to aim to see all the potential they have. Having a belief in God as a guide and our main strength is the path that opens up to all possibilities.

I would tell them to keep on going, because what matters the most is to have inner motivation and to say: I can do this! It makes them do it successfully.

Blessings and good luck! I know this is what the future holds for you.

Go ahead, go ahead, go ahead!

"I alone cannot change the world, but I can cast a stone across the waters to create many ripples"

Mother Teresa of Calcutta

Sol Angel's story

*Sol Angel, Educator, vocational counselor, specialises in human resources and promoter of public health.
"I think is preferable to have the vision and not the money, rather than having the money and not the vision. The vision is what enables you to move forward".*

1

When I feel that I am in front of a challenge and I see that others can do it, I know with certainty that it can be done.
There was an event during the last three years that is very relevant to this. Some colleagues were doing an activity that I am doing right now, something we call a millionaire's cut. It was a challenge to start with however this inspired me and motivated me to work towards achieving this. That they succeeded was an inspiration and I succeeded as well, just as I planned it would be.

2

My environment influenced me, as well as being surrounded by positive people, proactive and everyday people, who were committed to an activity that seemed important not only financially but also for the welfare of all.

My eldest sister died from obesity and in this misfortune I saw an opportunity to make a difference and to settle a debt with humanity.

I went on a mission to help others because of what happened to my sister, which I knew was due to lack of knowledge and not giving enough importance to her health. I wanted to help others in our community to avoid this from happening to them.

3

I am perseverant; I am courageous with a strong motivation to succeed.

I think that my strengths lie in my interpersonal skills and the knowledge I acquired during my career, my work and in life.

My teacher from the educational institute I worked in empowered me to do a lot for people, to guide them so they believe in themselves, to assist them in leaving the mental darkness.

4

By vocation I am an educator; I graduated in education with a specialty in personal and vocational counselling as well as family counselling. That is my profession.

I had a mentor from an early age who was my boss. He was my father's boss and the boss of many other members of our family.

He bet that we could be a lot more productive than what we were.

Despite his capitalism, he had many good qualities. I discovered in him discipline, determination and the perseverance that went beyond his intellect. Basically he had a great deal of emotional intelligence. He was a man of great flexibility who was able to put himself in someone else's shoes. This taught me to relate better to others and that taught me that the list of rich and fortunate people is not completed. I came to understand that we all have rights to have a good life based primarily on health but also on financial success which gives us the power to enjoy the good things that life has to offer.

One day I realised that what a child felt and what an adult felt were very similar; so I decided to study human resources.

Besides guiding adolescents, it allowed me to guide adults, factory workers or professionals that ultimately were in need to channel their concerns and dreams in life with someone who would listen to them. I was extremely successful in this field which allowed me to build a career in the private sector. I completed two master's degrees, one in education and another one in human resources.

5

I apply the value of honesty. For me honesty is not only about not taking a pencil from your work place but is about doing correctly what you have to do, not interrupting your work schedule and demands. Honesty is about the transparency that one must have in all relationships with parents, collaborators and superiors. That's something I learned at home.

Other values that have served me are; discipline, responsibility, sense of justice and motivation for success. Work in itself is a value for me. All these values I have referred to were instilled by my family and have accompanied me throughout my life, making me a credible person in my field.

6

There's the popular expression that has been important for me and that is: the early bird catches the worm. This has become a sort of mantra for me, "Yes, you can!"

Another belief is that we all have the potential to be successful but sometimes we don't develop our talents and become people with <u>no</u> success; not failure as such, but with no tangible success.

Everyone has the opportunity to succeed, it's not *if God wants* (another popular expression). I believe that God always wants!

Some beliefs say things like '*an old parrot is unable to learn to speak*.' I disagree with this and I believe that where there is a will there's a way. Some beliefs such as the rich are counted; I think this refers to a material sense but when I speak of richness and wealth, I also mean integrally.

7

Once we had an important meeting at work and we were asked to identify the people who were there with an animal. One person said and identified me with a bird because I always express and transmit joy. But I saw it in a different way as a person who is capable of being in several places at once, like a bird flying from one branch to another.

I am never inert, I am dynamic. I always been like this and it has given me the ability to be at the right place at the right time and achieve several activities at once without neglecting discipline.

For example I worked in the public sector from 7:00 am to 1:00 pm. In Venezuela this can be difficult because the public sector has an acute lack of resources, and after 1:00 pm I headed off to work in the private sector. I was able to switch my role rapidly. I could be in a hacienda with a group of workers and a few hours later attend to a director's board meeting. That is why I say that flexibility allows you to achieve and complete many things. Just like a bird that jumps from branch to branch.

8

I consider the activities I was involved during my working career have led me to somehow contribute to humanity.

Even eagles need a boost to be able to fly! I believe that when people are able to develop themselves in what they want to do and to be, this generates well-being for humanity in general.

Now, just when I thought that my working life was over and that I could retire and devote myself to reading and visiting my friends, I find myself committed to a health project, a project that can generate a significant extra income for the people involved.

I manage two foundations; one of them helps women who never thought they could be entrepreneurs and we guide them to become businesswomen through the allocation of micro credits. Some women get the idea, however others don't believe it is possible and end up doing nothing. But the majority achieve amazing results. I think it is preferable to have the vision and not the money, rather than having the money and not the vision. The vision is what enables you to move forward. Another project is a foundation for a boarding school for children that live far away or in remote areas and don't have access to schools.

9

My most significant learning is that you have to search within yourself and get to know yourself. With this self-examination you have gained fifty percent advantage. On the other side, you have to recognise your own talents and limitations, which situations you see as opportunities and transform those limitations into opportunities. Sometimes people have leaned on others. Even though they may have the same talents as others, fear has stopped them from undertaking any activity.

10

The message I would give to other women that may feel limited is to have faith that good things are going to happen. What I recommend is to nourish that faith and surely the fear they have will starve to death. This is how it is.

"There is nothing like a dream to create the future"

Victor Hugo

Ysolda's Story

Ysolda, Communication specialist; mother of three adopted girls.
"I always say that we are the size of the challenges that we are presented with".

1

I might have considered things as being difficult but I never felt them as being out of my reach.
I've never had that feeling that something is or was out of reach. If you feel that things are rather difficult, just persevere. You will achieve what you want; just work for it.
At seventeen years old I went to study in the United States. This was in the eighties, the era of drug culture etc… everyone said to my parents how crazy there were to let me go.
I did not see it as difficult but people around me asked me how come I was going there? What would I do there alone at the tender age of seventeen? However all I wanted was to study English and I later went on study communication at University.
I often found myself with no roots; I felt that I was not able to settle in a particular place. When I became tired of a routine I would break the cycle of whatever I was doing and move on. I did this several times.

When my career was quite advanced in the year 2000 I decided to go and live in Mexico. I found that the political and economic situation of the country was quite strange. Everyone was on standby mode; that is when I thought and said; "*I do not want to stick around here.*" So I left again.

I was already working for a transnational. I asked for a transfer but that never happened. I realised that it was pointless waiting for something to eventuate so I moved on my own and contacted some friends from Mexico.

That is how I got to teach at a university in Mexico City. I told myself, I'll see this as a temporary break until I have an idea of what I want to do.

After a year I started looking for work, sending my CV's without knowing anyone other than a few contacts.

I started receiving offers but it wasn't exactly what I was looking for until a friend who was working at an advertising agency told me to send in my CV.

Soon enough they called me and offered me a job. It was to handle a cigarette account which was something that I said I would never do, so I rejected it. They called me again with another offer to manage a similar account and again I refused but finally they offered me the job I wanted, so I started working in my dream job.

After this my boyfriend at the time (now my husband) came to Mexico looking for me. So I came back to Venezuela and we settled down, living our lives together.

I never have seen things I have done as too big. Maybe I have not seen enough big things. I always say that we are the size of the challenges that we are presented with.

2

You and I are from the same generation, where, for example, although we are women we didn't consider the option of not studying. This never crossed my mind. You had to study full stop.

Once you finished, you go to work.

I feel that this paradigm was carved by my mother's generation and changed the role of the woman in our society.

I remember my father's obsession for me to become an independent person, for example he was worried about my aunt. Although she was a professional, she was dependent because she didn't learn to drive a car. She was dependant on people driving her everywhere. My dad had the expectation of me to learn to drive and a number of things that for him were essential. I believe that my family influenced me completely and determined the path I followed.

I have always been a person of the world, although I have deep roots and I feel great affection for my country of birth and I value what is ours. I have been fascinated by the dream of a borderless world. Nowadays there is increasingly more evidence that we are all the same at the end of the day. I strongly believe that we must stop imposing limits on ourselves. Maybe I was raised this way.

3

Well I do not know whether this is an aptitude but open-mindedness, empathy, the ability to put yourself in someone else's shoes; curiosity and the need to constantly learn something new and the desire of transformation has helped me. I think that one can never learn enough.

4

I graduated at the University of Boston in nineteen eighty five and then I stayed an extra year and took a master's degree in education.

Throughout my life, anyone who has made me think has inspired me. As for mentors, first of all my dad who gave me books to read from as young as I can remember; my mum who has been a woman that nothing has ever stopped. She has done whatever she wanted. I also had many good teachers in general.

When my heart got broken for the first time, there was a book 'Necessary Losses' by Judith Viorst that opened my mind and got me out of idealising relationships between parents and their children and romantic relationships. That book marked me.

5

A fundamental value for me is commitment: commitment with what you promised or said you will do, and what you have to do. Complete them in the best way you can. Respect also is very important, I always tell my daughters to treat others the way they want people to treat them.

I think it is very important not to compromise your values; one can be flexible, but in fundamental matters one shouldn't make concessions because for whatever reason, if one deviates a little, life will teach you a harsh lesson. When my grandmother died of emphysema I pledged that I would never work in the tobacco industry. Staying out of work for a month was a strong test because the first offer I had was to manage the British American Tobacco account and the second one was Philip Morris, however I said no.

6

One belief I have is that I must be independent; this is a mandate. Even though this has helped me to achieve the things I wanted in life, one thing I had to learn is asking for help because it can be a bit arrogant to think that I do not need anyone and that I can do it all alone. Something I have never doubted is that I am intelligent.

7

With which animal do I identify myself? I'm not sure. Maybe a rabbit because it's small like me, soft and agile, it moves easily and is a relatively free animal.

8

My mission has a lot to do with issues surrounding us because if everyone does their part starting with being a good citizen, a good neighbour, a good son, a partner, generally a good person. Then everything would be better. Therefore my personal mission is to be the best person I can be.

Some months ago the girl who works at my house told me that she has learned so much from me. I was surprised when she told me this because I thought these were unnoticeable everyday things. However it's about treating others as I want others to treat me. That is why I think that we can have an impact on others. The best example of this is that children are watching their parents and they copy their behaviour. At the workplace, the connections that one makes are sometimes lifelong relationships. This has to do with one's behaviour. I have reunited with many people who give back what I sowed because they felt that they learned this or that from me. I think sometimes people put emphasis in doing big things and often forget the small ones and what is close to them.

9

My most significant learning was when we initiated the process to adopt our daughters.

For some time I noticed that women who had children were somehow more complete. I saw them more mature, more settled and they knew better of what life was about. Women I knew, who, regardless of age, with motherhood acquired certain wisdom that I now appreciate and understand.

I got married and it was always our desire to have a child. I married when I was thirty-eight years old and straight away we tried many fertility treatments. We did treatments for approximately four years and we went through eight treatments. This is exhausting emotionally, physically and financially. We decided to look into adoption.

We registered with an organisation called IDENA formerly INAM. You register with them, fill some forms, they open up a file and put your name on a list of applicants.

This is relatively easy because they are only asking for your birth certificate, two copies of your ID, proof of residence, personal references, proof of employment, normal things and less than what is asked for a bank loan.

How long the process takes depends on you because originally I wanted to be a mother of a baby. Before placing the papers in the IDENA, we spoke with someone from another organisation that is in charge of a pre-adoption preparation. They opened up our eyes to the difficulties of adopting a baby. However if we were open to the possibility of adopting a grown up child this could speed up the process.

At the IDENA we took the applicants workshop where they put you through a practical exercise and present you with case studies and difficult situations. The proposals are always controversial so in this way they open your mind to new perspectives that you may have not considered before.

We came out with a bigger spectrum of adopting more than one child; children between two and five years of age.

They called us up and said that they had three sisters so at first my husband said that three would be too many kids but then I thought two or three is more or less the same so we reconsidered and decided to meet the girls.

There were three sisters from the same mother. At that time the girls were one year and nine months old, three years and eight months old and almost seven years old. We met them and started the adoption process.

Whilst the adoption process was taking a final turn we were not allowed to tell the girls that we could become their parents because ultimately it has to be a process where they accepted us.

Until the process is completed, the children are in an institution, a home where they have a mother figure who is their caregiver.

For us the adoption process took longer because the girls have had an expression of interest from a previous family to adopt them, and they returned them to the home the next day.

This was supposedly because one of them was restless and impulsive. I think maybe she was a little more difficult than usual but nothing that could not be overcome with love and support.

The agency was very careful in the beginning. For example we couldn't take them out for the weekend like other children from the same place, because they did not want to take the risk that we would return them.

We visited them regularly until the start of the school holidays, after which they never returned to the institution. From that time on we went to the placement authority which was very similar to the process to become a foster parent with a view to adopting them.

We adapted our environment to receive these girls. We organised the girls' room; with the help of a carpenter we built special furniture to maximise the space. We thought that at least while they are small they can share the same room.

I feel different now. We are all observers on our life experiences and I feel that one part of you is blind until you experience motherhood. There are feelings, emotions, fears and an understanding of others that one does not experience until you become a mother. Everything else in my life has been achieved but the experience of being a mother made me understand others even more.

10

My message for other women that may feel limited would be; whatever you want to do, go ahead and do it! Only then you will know whether you can do it or not. Obviously there are things that one cannot do. For example I can't be a professional ballet dancer. One has to be conscious of your physical or biological limitations and of your capabilities and what you can learn. However if I can't be a professional dancer, I could take up dancing as a hobby.

About Maria Semple

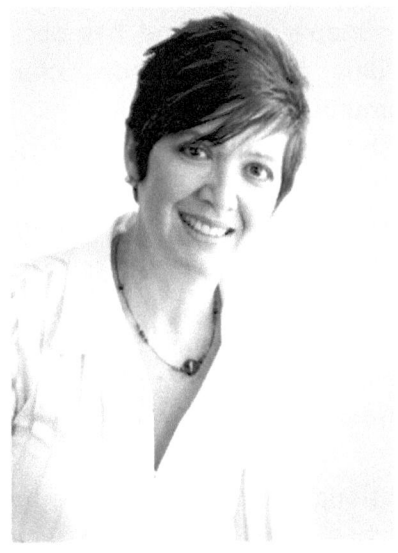

Maria C Semple is the founder of New Life Coach, a national Program that aims to inspire and empower clients to take positive action, embrace change, whilst creating joie de vivre.

Because in our world we function in many cases in the context of work and family, a positive inner view of our world and transformation is essential for personal evolution and sustainability of our goals. The basis of

Maria's work combines the area of values, aligning personal values within a specific area of life so real transformation can occur.

Maria's vast experience extends to working in Local Government, Tourism and Event industries in Australia. She has consulted to the Not for Profit in volunteer management and has obtained great results building trust and cooperation amongst diverse community groups.
In addition, she has worked in the Industrial Relations Sector in Venezuela.
Maria is an accredited Master Neuro Linguistic Programming Practitioner, Master Time Line Therapy® and Master Hypnosis Practitioner. Maria also gained qualifications in Personal and Business Coaching from Fire Up Coaching, and is an accredited certified coach, ACC by the International Coaching Federation.

Maria is passionate and dynamic. She has her own private practice and furthermore works in the well-being area of coaching utilising breakthrough techniques that have assisted her clients to obtain excellent and amazing change. She has first-hand experience in the power of personal transformation and is currently living her dream by inspiring others to live theirs. In this way, Maria believes she contributes to a positive global shift in consciousness and lifestyle.

At New Life Coach, Maria offers clients a truly individual service drawing on the most effective results:

Develop solid Values
Learn to engage at a deeper level
Obtain and maintain desired outcomes
Grow healthy relationships (with self and others)
Reach new learnings
Allow inner healing to take place

Maria can be contacted by email:
maria@mariacsemple.com.au

About Venezuela

Venezuela officially called the Bolivarian Republic of Venezuela.

Location:
Northern South America, bordering the Caribbean Sea and the North Atlantic Ocean, between Colombia and Guyana

> Area:
> total: 912,050 sq km
> Country comparison to the world: 33
> Land: 882,050 sq km
> Water: 30,000 sq km

Border countries:
Brazil 2,200 km, Colombia 2,050 km, Guyana 743 km

Climate:
Tropical; hot, humid; more moderate in highlands

Elevation Extremes:
Lowest point: Caribbean Sea 0 m
Highest point: Pico Bolivar 5,007 m

Natural Resources:
Petroleum, natural gas, iron ore, gold, bauxite, other minerals, hydropower, diamonds

Natural Hazards:
Subject to floods, rockslides, mudslides; periodic droughts

Geography note:
Angel Falls in the Guiana Highlands is the world's highest waterfall

Major Capital cities:
CARACAS (capital) 3.051 million; Maracaibo 2.153 million; Valencia 1.738 million; Barquisimeto 1.159 million; Maracay 1.04 million (2009)

Economy:
Venezuela remains highly dependent on oil revenues, which account for roughly 95% of export earnings, about 45% of federal budget revenues, and around 12% of GDP

Reference:
https://www.cia.gov/library/publications/the-world-factbook/geos/ve.html

Everyday Stories From 10 Remarkable Women

What happens when a woman goes in search of herself and a sense of belonging through life's ups and downs?

What happens when life's drama meets determination, creativity and contribution?

Is there a perfect time to step up and grab the bull by the horn?

Following her experiences in her newly adopted country – Australia, Maria C Semple interviewed ten Venezuelan women who offered their rich and colourful experiences in ten wonderful and simple stories.

These are stories of passion, dedication and determination; about giving all you've got until you reach your dreams.

Maria is a passionate and dynamic NLP Practitioner and Coach, mother, entrepreneur and multifaceted chick.

This book provides you with simple stories of everyday life; however the power of conviction and connection exposes the complexity of life itself and turns it into a kaleidoscope of inner beauty and triumph.

Are there steps to reach and achieve the life you dream of? Are we able to get rid of our negative emotions and traumas that are holding us back?
There is one simple answer… Yes! The power is within you.

Historias de Todos los Días de Diez Mujeres Extraordinarias

Por Maria C Semple

Publicado por eNLC Books
392 Riversdale Road
Hawthorn East VIC 3123 Australia
create@newlifecoach.com.au
maria@mariacsemple.com.au

Copyright © 2013 por Maria C Semple

Reservados todos los derechos. La reproducción, transmisión o utilización de este trabajo en total o en parte está prohibido sin la autorización escrita del autor o publicista. Para permiso por favor contacte eNLC Books, , 392 Riversdale Road, Hawthorn East, VIC, 3123, Australia.

Las historias presentadas en este libro tienen la intención de ser una guía para la inspiración personal. No está dirigido a remplazar la consulta médica o tratamiento de enfermedades relacionadas con la salud mental.

Biblioteca National de Australia

National Library of Australia

Deposito Legal

Semple, Maria

Historias de la vida diaria

Everyday Stories from Ten Remarkable Women /Maria C Semple.

ISBN: 9780992415709

Dewey Number: 158.1082

Cubierta Katharina Rapp Australia http://www.rappland.com/

Dedicatoria

Dedico este libro y sus historias a las Malalas Yousafzai de este mundo, pues hay una Malala en todos nosotros.

Reconocimientos

De muchas maneras, este libro de breves historias ha sido un esfuerzo común de mujeres que están al otro lado del mundo.

Más allá de estas páginas, he recibido valiosas sugerencias en la construcción del manuscrito, y sinceramente deseo reconocer el apoyo que me han brindado durante los pasados doce meses, mientras organizaba el material.

Me gustaría reconocer, antes que nada, la fantástica contribución de Carmen Elena Maal. La verdad es que sin ella este libro, tal y como lo están leyendo ahora, no habría sido posible. Desde el primer email en el que le comuniqué mis deseos de hacer realidad este proyecto, su respaldo fue incondicional. De manera que le expreso a Carmen Elena mi inmensa gratitud y aprecio.

Sin exagerar, podría decir también que este libro no habría sido posible sin la completa y activa participación y afiliación que establecí con las diez mujeres que compartieron conmigo sus experiencias. Al leer, transcribir y dar forma a estas historias, me sentí más y más confiada, con una gran energía y con una suerte de deuda que me lleva a expresar y extender sus mensajes alrededor del mundo.

Como el héroe de una guerra que no llega a ser reconocido, cada mujer me recordó que todos tenemos una historia que contar.

A mis fabulosos traductores, Ali Campbell en España y Charles Swept en Costa Rica, por su asistencia.
A la talentosa Katharina Rapp, quien aceptó que usáramos su vibrante trabajo artístico como portada de nuestro libro. Gracias.

Historias de todos los días de diez mujeres extraordinarias particularmente agradece a Blanca Strepponi en la Argentina, y Jacqueline Hope en Australia. Gracias a ambas por editar editar estos relatos y convertirlas en historias encantadoras.

A Elena Espinal en México y a Kathy McKenzie en Australia, quienes contribuyeron con el prólogo y también tejiendo el colorido tapiz que da paso a estas sencillas y valiosas historias, deseo expresarles mi profundo agradecimiento.

También *Historias de todos los días de diez mujeres extraordinarias* y yo, personalmente, debemos un gran agradecimiento a todas las amistades en Australia y en Venezuela; ustedes saben quiénes son directa e indirectamente, aquellos que con tanto entusiasmo escucharon mis historias y creyeron en mis ideas. Sus estímulos me ayudaron a completar estas historias.

Mi familia de sangre, un clan matriarcal bajo la batuta de una mujer que marcó mi vida con valores firmes y me llenó de coraje, mi madre, la razón de mi existencia: Yolanda Cecilia, la mapanare, como la llamaba nuestro padre. Madre quiero asegurarte que no araste en el mar, aun cuando hubo muchos momentos en que parecía así. Hoy día veo la sabia inteligencia en todo lo visible e invisible.

Finalmente, agradezco a mis dos hijos, Rafael y Luis, quienes me mantuvieron creativa y hambrienta de conocimiento, como el "Gusano hambriento" de los cuentos de niños. Quizá algún día conocerán las alegrías y dolores de ser padres.
Les aseguro que gracias al legado de estas páginas y a la dirección en que encamino mi trabajo, nunca moriré sola o vieja.

Contenido

Reconocimientos v
Prologo Kathy McKenzie xi
Prologo Elena Espinal xv
Presentación 1
Las Preguntas 8
La Historia de Andrea 13
La Historia de Eva 25
La Historia de Ivonne. 33
La Historia de Liliam 43
La Historia de Marielba. 53
La Historia de Marinés 63
La Historia de Nahomy 75
La Historia de Paula 85
La Historia de Sol Ángel. 97
La Historia de Ysolda. 105
Acerca de Maria C Semple. 115
Acerca de Venezuela 119

Prólogo
por Kathy McKenzie

Cuando María me comentó que había entrevistado a diez mujeres y que deseaba explorar sus historias examinando cómo ellas habían llevado a cabo lo que se habían propuesto, debo decir que me sentí muy honrada de escribir este prólogo. Honrada, pues compartir las fuerzas internas y el coraje de las mujeres que están en estas páginas es, definitivamente, un gran privilegio para mí.

También siento que María es una de esas mujeres fuertes cuya propia historia es un ejemplo de persistencia y resiliencia. Cuando nos conocimos ella me comunicó su determinación de lograr ayudar a otros a través del Coaching y, desde ese momento, supe con certeza que María encontraría la manera de hacerlo, sin importar cuantos obstáculos encontrara en su camino. Y he aquí, después de varios años, que María está haciendo exactamente lo que ella dijo: apoyar a otras fuertes mujeres para que sus experiencias sean oídas y reconocidas, algo que nunca deberíamos dejar de hacer.

Estas historias, diferentes la una de la otra, dejaron claro para mí la importancia de contar con otras personas a nuestro alrededor: personas que nos apoyen y sean una suerte de defensores y abogados a lo largo de nuestro camino.

Todos necesitamos de conexiones y nexos con otros, para que de alguna manera nos mantengan en línea con nuestro propósito y enfocados en nuestros planes. Me encantó lo que sucede cuando María pregunta *¿con cuál animal te identificas y por qué?*; pues da paso a una metáfora extraordinaria que revela nuestros valores más profundos y, con frecuencia, también nuestra identidad.

Ivonne es un gran ejemplo de esto cuando dice que, si bien no sabe el porqué, un oso es lo que le viene a la mente. Ivonne utiliza palabras tales como: fuerte, bien plantado, amoroso, firme y, a la vez, con la habilidad de ser agresivo si fuera necesario. Esta descripción ofrece una expresiva imagen de su personalidad.

En una ocasión entrevisté a un médico quien describió a un hipopótamo con estas palabras: pellejo grueso, animal fuerte, el más peligroso de la selva. Inmediatamente pude asociar esto con su comportamiento en el ajetreado y difícil departamento de emergencias médicas donde él trabajaba.

Cada uno de nosotros tiene un viaje único y personal por recorrer. Algunos tenemos la ventaja de una vida familiar estable, buena educación y excelentes modelos para seguir, mientras que otros tienen que desarrollar una brújula interna y enmarcar su dirección con muy pocos recursos o con muy poca ayuda. Aquellos que comienzan con pocos recursos encuentran tropiezos desde un comienzo y, desde una temprana edad, aprenden a negociar la manera de poder seguir adelante.

Las historias en estas páginas me hacen reflexionar cuán diferente fue mi niñez, creciendo en las afueras de un pequeño pueblo del estado de Victoria, en Australia, en comparación con crecer en la Venezuela rural o capitalina.

Yo también tengo una inmensa gratitud hacia mis padres, porque fueron una roca fuerte a lo largo de mi camino, y ahora mi prometido, quien continúa llevando el bastón y llenando mi vida de amor y gran apoyo.

Todas nuestras historias comparten un común denominador: buscar un propósito mayor, amor y el deseo de aportar algo positivo al mundo que nos rodea.

No importa cuál ha sido nuestro pasado, todos tenemos la habilidad de crear un cambio en el futuro. La receta para lograr ese cambio está en mantenerse dispuesto a aprender cosas nuevas, planificar y luego ejecutar consistentemente las acciones necesarias para lograr aquello que deseas.

A lo largo de los años, he visto a muchas mujeres llevar a cabo cosas extraordinarias, simplemente dejando que el flujo de sus energías realice ese cambio. Después de todo, la energía fluye hacia donde dirigimos nuestra atención. Así, tal como las maravillosas mujeres de este libro, también tú puedes dedicar un tiempo a pensar en lo que es posible para ti. Todos tenemos un gran potencial interno.

Deseo felicitar a María por permitir que otros aprendan con cada una de estas historias únicas.
Espero que estas historias resuenen en el lector y permitan que el emprendimiento de cada una de estas mujeres sea una fuente de inspiración en el tuyo.

Kathy McKenzie

Kathy McKenzie es un especialista en comunicaciones y entrenamiento. Consultora en el área de empresas y Coach Ejecutivo.

Directora de Fire Up Coaching. Una empresa dedicada al entrenamiento y desarrollo de líderes en materia de Coaching en Australia.

Prólogo
por Elena Espinal

Te abrazo hermana, aunque no te he conocido todavía. Incluida tú, María Semple, que me inspiraste con las historias de coraje, de crecimiento, de dolor, de mujeres valientes. Formamos una hermandad que nació en los comienzos de la historia y que llevamos en nuestro ADN.

Tenemos esa hermandad en la manera de mirar el mundo, de sostenernos, aún con fuerzas que parecieran no ser suficientes pero que están allí, cuando se precisan; son fuerzas titánicas.

Hermanas en las necesidades de caricias, en las búsquedas, incluida la búsqueda de protección y, al mismo tiempo, en la libertad de indagar, de crecer, de mejorar sin resignación.

Las mujeres nos miramos a los ojos y parece que nos conociéramos. Confiamos fácilmente la una en la otra y, aún sin habernos visto, nos sentimos cerca.

Recuerdo el libro *El cáliz y la espada* de Riane Eisler, que habla desde una perspectiva histórica de un período en el que la mujer vivió en un espacio de solidaridad y valoración con el sexo opuesto; en una danza de igualdades, diferencias y complementariedades, que

permitieron un desarrollo armónico durante muchos años.
El Paleolítico fue una época muy pacífica, porque estas relaciones se basaban en la convivencia. Las mujeres eran como cálices receptores, portaban el símbolo de la Gran Diosa y compartían el espacio con otros y con sus hijos.

Los estudios demuestran que en algunas civilizaciones muy antiguas, como la neolítica Çatal Hüyük, 8500 años atrás, se valoraban los poderes creativos, generativos y de integración de la naturaleza, más que los poderes destructivos: era la preeminencia del cáliz sobre la espada.

Parece ser que fueron las mujeres las que hicieron las primeras pinturas rupestres y se las relaciona también con la invención de la escritura.
Esta organización de igualdades pasó a ser una civilización de dominadores y dominados; vuelco que parece haberse dado paulatinamente. Con ello la espada fue más poderosa que el cáliz.
Comenzamos a valorar más al dios de la destrucción y de la muerte que a la diosa fecunda y receptora.
En estas historias todas las mujeres son fuertes.
Desde Andrea y su pasión por la nutrición deportiva y el concientizar a la comunidad alrededor de ella; Liliam y la vocación de docente; Marielba y su ser académico y empresarial con alta integridad en sus valores de trabajo; Marinés y su compromiso con ser madre; Nahomy y su posición clave en Recursos Humanos y en la búsqueda del mejor personal que

una empresa puede tener; Sol Ángel y su amor por los retos y continuo desarrollo; Ysolda y Paula con sus convicciones por sacar adelante a sus hijos y valorar su independencia; Eva, la contadora, y las exigencias como cabeza de una familia y dueña de una fábrica; Ivonne, a quien veía conversar al leer su historia, porque no solo es mi amiga, también es una heroína de la vida.

Me emociona de María el poder de adaptación que se nota en su manera de escribir: entregándose a Australia, su nueva tierra después de Venezuela.

Estos testimonios han sido recogidos mediante la formulación de diez preguntas que tienen el valor de abrir mundos. Preguntas que, desde la inocencia e ingenuidad, hacen surgir respuestas no imaginadas: como si la boca dijera cosas sin nuestro permiso.

Diez preguntas que fueron espejo para mostrarse y generaron transparencia para ver las almas, los valores y las emociones.

En estos relatos los cálices se unen y suenan como pequeñas campanas al acercarse unas a otras. Son historias multifacéticas, femeninas, simples, llenas de emoción y, a la vez, complejas como la vida misma.

Este libro nos ofrece un espacio íntimo donde las espadas construyen un santuario en el que cada mujer conversa mientras pierde la noción del tiempo. Vemos mujeres de ojos valientes, anónimas y constructoras de sus vidas, diseñadoras de relaciones que abren un camino para que las conozcamos más profundamente…

Así, este libro de historias de mujeres que parecen comunes nos muestra que no hay vidas pobres, sin aprendizajes ni enseñanzas. Todos los seres humanos tenemos algo para contar y compartir.

Las mujeres, que además amamos historias, podemos escribir un libro de nuestras vidas y dedicárselo al mundo, para que las que no pueden hablar o son silenciadas en otros lugares, sean escuchadas y se sientan representadas. Así, podemos llegar a ser coautoras del mundo que queremos dejar para nuestros hijos, para las generaciones futuras, para aquellos que seguramente no vamos a conocer pero que llevarán nuestra sangre en sus venas.

Elena Espinal

Elena Espinal es una de las pioneras en Coaching Ontológico en América Latina. Es directora en Team Power; vive en México.

"El secreto de la felicidad no es hacer siempre lo que se quiere, sino querer siempre lo que se hace"

León Tolstoi

Presentación de esta idea:

Si bien la idea de este proyecto tiene bastante tiempo, no fue sino hasta el año 2012 cuando me decidí a concretar lo que había deseado durante tantos años. Todo comenzó con mi convicción de que cada uno de nosotros tiene una historia valiosa que contar, experiencias que merecen ser compartidas. Por algo se dice que cada cabeza es un mundo. De manera que permítame contarles una historia.

Yo llegué a Australia en 1987 – vine por eso que llaman "amor", aunque no fui una de esas novias a las que importan por correspondencia.
Vine aquí, a Australia, a comenzar una nueva vida después de haber salido de un matrimonio tóxico durante el cual tuve dos hijos saludables.
Después de varios viajes de ida y regreso entre ambos países, inmigré permanentemente con mis dos hijos y consolidé mi unión al casarme con el hombre que cambió el curso de mi vida. Se me brindó así una nueva oportunidad y un nuevo contrato de vida. De este modo comenzó el viaje en el "país de la fortuna".

Esta etapa de mi vida estuvo caracterizada por una gran fortaleza.

Así como se puede decir que soy "australiana" debido al tiempo que llevo aquí, me doy cuenta de que la cultura de Venezuela, mi país de origen, me moldeó y por eso yo estoy muy agradecida.

Venezuela es famosa por su Miss Universo y el concurso Miss Mundo; hay una mezcla de las perfectas medidas 90 – 60 – 90, estilo Meagan Gale o Sofía Loren.

Venezuela está llena de personajes. Una gran mezcla de culturas se formó en los tiempos coloniales donde encontramos al indio nativo de las tierras colonizadas, al esclavo traído del África y al español conquistador que fue en búsqueda de "El Dorado". Todos estos intercambios crearon un maravilloso caleidoscopio de bellezas físicas, leyendas y mitos que forman parte del día a día de la comunidad venezolana.

Y una característica común: la generosidad y hospitalidad del venezolano. Se dice por ejemplo que "cada niño nace con el pan debajo del brazo" o "donde comen dos, comen tres" y eso justifica que, en algunos casos, se llegue de improviso a la casa de un amigo a la hora de la cena y se sea bienvenido a la mesa para comer.

Los venezolanos tienen sus propias expresiones populares tales como: el que madruga Dios lo ayuda, o: el que madruga coge agua clara.

Así que esta época fue marcada por tradiciones.

El año 1995 fue muy significativo para mí. Hice un viaje a Venezuela que me sirvió para indagar en sentimientos fundamentales, como el sentido de pertenencia, la conexión, la convicción.

Tiempo después, mi segundo matrimonio se desintegró y una nueva etapa en el viaje de mi vida tomó otro rumbo.

Yo, todavía una novicia como inmigrante, había tomado la decisión de que no habría marcha atrás. En esta etapa inicial de la ruptura de mi matrimonio, un día decido comenzar a hacer cerámicas, un hobby que en muy poco tiempo se convirtió en una industria casera.

Comencé a participar en pequeñas ferias artesanales, luego en eventos más formales, como ferias para comerciantes, hasta llegar un momento en el que tenía como clientes a más de cien comercios y galerías en toda Australia.

Así fue como, de pronto, yo me encontré manejando una pequeña industria y lo que podría llamar mi propio "imperio".

Desde luego, sentí una profunda satisfacción. Con gran orgullo comenzamos a participar en exhibiciones en Sídney, Melbourne e incluso en una exhibición internacional en San Francisco, Estados Unidos.

Recuerdo como uno de los momentos más emocionantes de esta etapa cuando, estando de vacaciones en el oeste de Australia con mis dos hijos, encontré un reportaje sobre mis cerámicas en las páginas centrales de una revista para el hogar.

En 1999, luego de observar que en un programa de TV resaltaban a menudo las artesanías contemporáneas de México, decidí contactarlos. Quería hacerles saber que las artesanías de toda América Latina merecían ser dadas a conocer en el programa. Y también les comenté acerca de las "lámparas-ranchitos" que nosotros habíamos desarrollamos.

Estas lámparas hablaban de la lucha de muchos venezolanos que habían abandonado sus pequeños pueblos en búsqueda de las oportunidades que ofrecen las ciudades. Armados con estas esperanzas de tener una vida mejor, batallaban contra la pobreza en las viviendas precarias, llamadas ranchos, que construían –y siguen construyendo- en los populosos márgenes de la ciudad.

Nuestra lámpara hablaba de los "ranchos" en los cerros que rodean Caracas – la capital de Venezuela. Con sus coloridos vibrantes deseaba expresar el espíritu optimista de la población suramericana.

Cuál sería mi sorpresa cuando, en Abril 1999, nuestras artesanías estaban siendo mostradas en televisión nacional y como consecuencia tuve numerosas llamadas telefónicas al día siguiente de todas partes de Australia.

Durante los años siguientes me enviaron numerosas cartas de aprecio, pues nuestro trabajo había comunicado a las personas un sentido de alegría, esperanza y gratos recuerdos de viajes y lugares diferentes de nuestro hermoso planeta.

Parecía evidente que las lámparas-ranchitos, que habían sido concebidas con el deseo de destacar la esperanza de una población humilde, también habían transmitido un sentido de conexión y convicción.

Este período de mi vida estuvo marcado por el entusiasmo, la emoción y el emprendimiento.

Puedo decir que mi experiencia en Australia, en los últimos 26 años, me ha hecho comprender en una dimensión mayor cómo una mujer común y corriente puede lograr cosas extraordinarias si se las propone, comprometiéndose con alma y corazón.

De manera que, cuando decidí viajar a Venezuela para reunirme con familiares y amistades después de ocho años de ausencia, tenía un gran deseo personal de llevar a cabo un proyecto que reuniera entrevistas a diez mujeres; un proyecto que, desde mi punto de vista, me brindaría una oportunidad única para conocer sus historias y experiencias de vida y ofrecérselas al mundo.

De manera que estas historias no tienen ninguna aspiración académica; no hay componentes estadísticos, sino más bien relatos plenos de sentimientos y contados con el corazón. Esos sentimientos que encontramos en el medio del camino al haber sido expuestos a situaciones que nos dejaron vulnerables, sensibles…

Sentí que sus historias abrían un camino para ofrecerme un mensaje personal.

Es mi deseo compartir lo poderoso que es tener convicción y vínculos conexión, y cómo historias de la vida diaria nos pueden conducir a llevar a cabo cosas sorprendentes.

Lo que cada una de estas mujeres tiene en común pudiera decirse que es un elemento de emprendimiento. Sus relatos demuestran determinación, más allá del medio ambiente que las rodeaba.

Por Maria C Semple

Cada una de ellas vive los trozos frágiles que ofrece la vida, mientras que la otra cara de la misma moneda da paso a unos vínculos profundos y plenos de certezas. Cada mujer tiene un sentido de amor y pertenencia dentro de un círculo familiar y un sentido de guía superior sobre sí misma.

Las mujeres de estas historias son auténticas y tomaron ciertos riesgos, no obstante encontraron que, más allá de esos riesgos y de ser expuestas a lo desconocido, había una fuente de alegría y creatividad, de lazos familiares y de lazos con el mundo que las rodeaba.

Entonces fue cuando me di cuenta de que mi deseo de contar estas historias tenía una base profunda, relacionada con un sentido de pérdida y una necesidad de "pertenecer".

Sentada aquí, reflexiono acerca de las diferentes etapas de mi vida.

La época que requirió de mi fortaleza, la etapa de tradiciones, el período de entusiasmo, de emociones y de emprendimiento, y mientras que originalmente comenté sobre el Miss Universo y el Miss Mundo, y cómo estos concursos están enfocados en perfeccionar el aspecto exterior, las mujeres de estas historias reconocen que están lejos de ser perfectas y, sin embargo, hay un elemento de belleza por la gran convicción que poseen y su conexión con el mundo que las rodea.

Hay diez preguntas, y este número diez abre una llave que sirve para entrelazar las respuestas de estas mujeres formando finalmente un tapiz vital, lleno de coloridos, experiencias y matices.

Estas páginas incluyen un mensaje de humildad, y también de logros. Tal como aquellos cuentos de la infancia, llenos de alma, corazón y profundidad; algo que nos beneficiaria un poco más en el mundo actual.

Maria C Semple.

Las preguntas:

1. ¿En qué momento te has sentido inspirada a hacer algo que ha sido visto o percibido fuera de tu alcance y, sin embargo, lo has logrado?

2. ¿Cómo influenció tu medio ambiente para lanzarte a ese camino / proyecto / decisión?

3. ¿Cuál fue el impulso principal que te ayudó a conquistar tus logros?

4. ¿Qué habilidades y talentos has usado? ¿Estudios, libros que te inspiraron o mentores que has encontrado a lo largo de tu trayectoria?

5. ¿Qué valores aplicas como referencia en tu vida personal y profesional?

6. ¿Qué creencias de ti misma han sido importantes para emprender tus proyectos?

7. ¿Con qué animal te identificas y por qué?

8. ¿Crees que tu misión personal tiene un impacto en el ámbito de la humanidad?

9. ¿Cuál es el aprendizaje más significativo?

10. ¿Cuál es tu mensaje para otras mujeres que se sienten limitadas?

"Un día despertarás y ya no habrá más tiempo para hacer las cosas que siempre has querido hacer. Hazlas ahora"

Paulo Coelho

La historia de Andrea

A ndrea, especialista en nutrición deportiva.
"Mi aprendizaje más significativo es que si quieres hacer algo, puedes hacerlo; está en ti"

1

Llegué al tema de la nutrición casi por accidente, porque en realidad mi objetivo había sido otro: yo quería ser médico. Pero, por distintas circunstancias, terminé estudiando nutrición y así llegué al ámbito deportivo; me enamoré de la nutrición deportiva y de hecho en eso me especializo. Como en muchas otras cosas, mi mamá fue clave porque desde que me involucré en el tema de la nutrición deportiva, me decía: tú podrías dar mucha mejor información si lo vivieras desde tu propia perspectiva, entonces ¿por qué no te involucras más, participando en deportes? Así podrás saber cómo ayudar a los otros desde tu propio punto de vista.

Además, Octavio, ahora mi esposo y para ese entonces mi novio, organizaba carreras de eventos, y mi mamá me dice un día: ¿por qué no vamos a una de las carreras que organiza Octavio? Y entonces Octavio nos comentó sobre una carrera llamada Caracas Rock, que se realiza en octubre y donde participan unas 20.000 personas que corren 10 kilómetros. Cada tres kilómetros hay conciertos, ¡es todo un evento! Se cierra casi toda la ciudad. Así que decidimos ir a esa carrera.

Después de participar en ese evento yo creo que ahí me picó el animalito de correr y comencé a preguntarme: ¿cómo sería si yo hiciera todas estas cosas y entrenara para maratones? En ese momento, me vi haciendo lo que yo deseaba hacer y también imaginé la cara de satisfacción de mi mamá. Ella me inspiró y me impulsó a comprometerme con mi profesión.

Poco a poco comencé por mi cuenta a correr un poquito, luego me fui involucrando más... y así fueron pasando los años. Creo que todo comenzó a finales de octubre del año 2009, y ahora, en enero de 2013, ya hace un año que corrí mi primer maratón.
Ese primer maratón, el Disney World, que coincidió además con el último día de nuestra luna de miel, tenía un recorrido de 42 kilómetros. De hecho, lo que hicimos fue el reto Goofy, que consiste en correr 21 kilómetros el sábado y 42 kilómetros el domingo; es decir, ese fin de semana corrimos 63 kilómetros, en total más de siete horas.
Una vez que participas en maratones, compartiendo con la gente que corre contigo, la experiencia va mucho más allá de lo que significa estar en forma y saludable, porque los maratones te demuestran que de verdad haces cosas que jamás en la vida te hubieras imaginado que podías hacer.
Cruzar la meta de un maratón es yo lo describo como sentirse súper poderoso. En ese momento entiendes que no importan las cosas que pasan por tu cabeza,

que si tú de verdad lo quieres hacer, tú lo vas a lograr. Y durante las horas que pasas corriendo, tienes tiempo de pensar en múltiples cosas. Una de las cosas que me sucedieron internamente y que me permitió llegar, pero al mismo tiempo casi no me lo permite, es que me iba emocionando con alguna canción que oía en el camino, con el recuerdo de Mariana, mi hermana menor, de mi mamá o de los sobrinitos nuevos Claro, eso me inspiraba muchísimo, pero a la vez me daban ganas de llorar de la emoción, y eso me dificultaba la respiración. Fue una situación emocional increíble. Y a partir de que comencé a participar en maratones, mi carrera se disparó. Creo que tiene que ver con mi actitud, es decir, yo cambié y ese cambio comenzó a proyectarse. Me sentí mucho más positiva, como que podía alcanzar cualquier cosa que me propusiera.

Mis pacientes valoran muchísimo que yo les pueda ofrecer mi conocimiento adicional sobre las carreras. Así como mi especialidad, que es conocer los zapatos para correr, resulta sin duda un valor agregado.

2

Sentirme apoyada por la familia fue importantísimo en este camino. Y Octavio, mi esposo, que siempre fue muy deportista –aunque no especialmente un maratonista- cuando vio esa motivación en mí también me apoyó. Y en un momento en que empecé a perder interés, él se involucró y, naturalmente, ese decirme: ¡vamos a hacerlo juntos!, me hizo recuperar el entusiasmo.

Para mí no es fácil, porque siempre he sido dormilona, me encanta dormir, y el entrenamiento comienza a las cinco de la mañana. Me gusta entrenar, porque me gusta lo que hago, pero hay días en que abro los ojos y digo, no ¡hoy no quiero ir! Y sin embargo, lo hago. Hay algo fundamental que mantiene mi disciplina: mis pacientes. Es que una cosa se fue relacionando con otra, y ahora correr también es parte de mi trabajo: voy porque me gusta, lo disfruto; voy porque me encanta ver la satisfacción de mi familia; voy porque agrega valor a mi profesión. En el lugar donde entreno también entrena la mayoría de mis pacientes. Es muy lindo conocer a la gente que está en el parque, y de repente, yo voy corriendo y cuando voy por la subida más empinada, cuando sientes que ya no puedes, alguien dice: ¡ahí va mi nutri!, entonces tú te animas y sigues corriendo.

Es así, hay que ver cómo te reinventas y ver de dónde sacas los recursos propios, recursos que tienen que venir de ti misma, y además sin tener la necesidad de invertir dinero.

Cuando abrí mi consultorio yo me preguntaba: ¿y ahora, y los pacientes, de dónde van a salir? Entonces decidí invertir en publicidad en revistas, invertí... y en eso se me fue un montón de dinero, dinero perdido porque no creo haber logrado más de cuatro pacientes. En cambio, ir al parque del Este, entrenar, ir a las carreras, el viaje a Nueva York con un grupo grandísimo para ir al maratón, y todo ese tipo de actividades, ha sido mi mejor inversión en publicidad.

3

Por supuesto que todo esto exige mucha disciplina. Requiere estar enfocado en lo que haces, y saber que si te lo propones lo vas a lograr.

Recuerdo que estando en el colegio, un día mi mamá me fue a buscar, pero en ese momento yo estaba en la panadería, en la calle de enfrente. Yo la vi que estaba dando la vuelta en el auto y pensé, la voy a perseguir antes de que de toda la vuelta y la agarre el tráfico. Así que empecé a correr hacia el auto y veo que se para y me digo, ¡ah, me vio!, pero yo estaba muy lejos, entonces le pregunté: ¿Cómo hiciste para verme?, y mi mamá me contestó: Es que tú corres de una manera tan peculiar, con los pies como que salen para afuera, que te reconocí.

Hoy en día, nuestra entrenadora a veces nos graba en video para que veamos la forma en que corremos, y yo pienso, qué diferencia entre la manera en que corría cuando era una niña y cómo corro ahora.

Como dije antes, es cuestión de disciplina y de estar enfocado en lo que debes hacer.

En mi opinión, correr es una de las cosas que ayuda a la sociedad. La gente tal vez piense que se trata de alcanzar un buen estado físico, sin embargo, correr implica estar concentrado y pendiente de cuánto vas a levantar la rodilla, de que los codos vayan hacia atrás, de tener los hombros abajo, de que la respiración sea abdominal… ¡de tantas cosas! Y así fue como yo logré llevar el correr a otro nivel.

Mi hermana Mariana me dice que las cosas que me suceden cuando voy a trotar le hablan de un mundo para ella desconocido. Es un mundo de mucha solidaridad. Por ejemplo, estamos trotando en la calle y alguien abre el carro y te dice: ¡Espera! Yo tengo agua, y corre para llevarte el agua. Un domingo a las siete de la mañana en la avenida Río de Janeiro, pasó un carro y alguien nos dice: ¡Epa, yo tengo hielo!, para que se pongan en la cabeza porque hay mucho sol. Yo misma, si veo una carrera, saco un pito para animar a la gente a que siga corriendo. Eso te pone de buen humor.

Mientras cursaba la carrera, observé que cuando me tocaban las materias de nutrición deportiva yo me entregaba totalmente. Dejaba todo para dedicarme a eso. Si había la posibilidad de un viaje divertido a la playa, yo no iba porque para mí era divertidísimo sentarme a trabajar en esa materia. ¡Me gustaba tanto! Y además, mi profesor me inspiró mucho, de hecho hoy en día es mi jefe, trabajo con él.

Y ese profesor siempre decía: Cuando a ustedes les gusta lo que hacen, nunca van a sentir el trabajo como si estuvieran trabajando. ¡Yo jamás había escuchado eso! Y me fui enamorando de la nutrición deportiva y me dije a mí misma: tengo que trabajar donde trabaja ese señor porque él debe ser muy feliz. Y así fue.

Hoy en día tengo trabajando cuatro años con él, porque me encantó y me quedé allí.

Y sí, sentí que eso no era trabajo, que lo disfrutaba tanto porque no lo sentía como una tarea sino como lo que yo quería hacer.

Y hoy en día digo: menos mal que no estudié medicina. Eso no era lo mío, para nada.

4

Tuve dos mentores principales: Pedro Reinaldo García, quien me dio clases de Nutrición y Deportes en el octavo semestre de la carrera; y el profesor Adolfo Rocha. A ambos los veía en clases y también anualmente, en el Congreso Nacional de Nutricionistas y en el Congreso Internacional de Ciencias del Deporte auspiciado por Gatorade –en ambos tuve el honor de ser expositora. Tuve también otro mentor, Francis Holway, un profesional argentino muy reconocido, quien desde siempre me ha inspirado mucho.

En el término de mi carrera, ambos, tanto García como Rocha, profesionales relevantes en Venezuela, fueron emblemáticos.

5

En cuanto a mis valores, creo que el respeto es el valor principal. Y la disciplina es para mí la base de muchas cosas. También es fundamental tener un récord de constancia y disfrutar lo que estás haciendo.

6

Yo en verdad no sabía que podía llegar al lugar en donde estoy ahora. Tanto en lo personal como en lo familiar, aunque gracias a Dios, en lo familiar siempre he estado muy bien.

En lo que hace a lo profesional, he tenido la posibilidad de relacionarme muy bien; y es algo que yo creía que no podía hacer. Es decir, yo siempre fui de tener pocos amigos, de círculos pequeños. Quizás los mismos cuatro o cinco amigos de siempre, y nunca más que un grupo de tres.

Pero hoy en día, por ejemplo, mis pacientes me escriben mucho por Twitter. Y yo encantada, interactúo mucho con ellos gracias a las redes sociales; siempre me escriben, porque en realidad es lindo que tu nutricionista sea tu amiga. Eso me llena el corazón.

Siempre estoy muy atenta a mis pacientes. Y como tengo buena memoria, recuerdo lo que me cuenta la gente. Y, por ejemplo, si llega un paciente que me ha contado que su mamá fue hospitalizada, yo no le pregunto primero: ¿Cómo vas con el peso?, porque creo que para él es más importante su mamá que la balanza. Y así es como mantengo muy buena conexión con mis pacientes, un nexo relevante.

Cuando empecé a trabajar, una de las personas que me inspiró me dijo: Tú no vas a vivir de los controles (es decir, de la gente que retorna). Tú probablemente vas a vivir de la gente que viene por primera vez. Y yo tuve la oportunidad de trabajar con él pues se ausento por unos meses, de modo que quedé encargada de su consultorio, y vi que tenía muchísimos pacientes. Sin embargo, esos pacientes, después de la primera vez, solo volvían para hacer dos o tres controles.

Mi consulta no es así. Quiero decir que si yo atiendo nueve personas en una tarde, ocho de ellas vienen por control. Por supuesto, sigo teniendo pacientes de primera vez, pero el hecho de tener esa cantidad tan alta de control, de personas que vienen a constantes chequeos, el hecho de que los pacientes quieran regresar, y que además me refieran a sus familiares y amistades... ¡eso significa mucho para mí!

7

Si tengo que identificarme con un animal, bueno, digo que me identifico con un perro. El perro es un animal muy especial, que transmite muchas cosas sin decir nada. Sí, es doméstico, es tranquilo, está en un entorno agradable.

8

Siento que mi misión personal está asociada a mi carrera, pues estoy en condiciones de ayudar a las personas a superarse, de manera física y personal, en el área deportiva, o a superar problemas psicológicos severos, como trastornos de la conducta.

Sin duda ayudar a que las personas sean más sanas, hará que sean más felices, trabajadores, potenciadores de la economía, productores de bienestar; de manera que tiene gran impacto e influencia positiva en la humanidad.

Me gustaría contribuir un poco más a la salud pública, pero el entorno no me lo permite. Hemos intentado desarrollar un proyecto a través de las alcaldías para apoyar a las escuelas especiales que carecen de un plan de alimentación específico para estos niños. Por ejemplo, con una alimentación adecuada, los niños autistas se desarrollan casi perfectamente. Hicimos muchos intentos con distintas instituciones pero, lamentablemente, nunca prosperaron.

A medida que he tenido oportunidad de trabajar en diferentes lugares, fui recogiendo experiencias interesantes. Por ejemplo, durante casi un año trabajé mucho en escuelas. Allí me sorprendió observar la cantidad de anorexia y bulimia que había en los varones. Porque en general las estadísticas reportaban esos casos entre las niñas. Pero cuando íbamos a las escuelas (estuve al menos en dos escuelas grandes, privadas, prestigiosas), los que después se acercaban a preguntarnos, en privado, eran los varones. Creemos que, como se trata de un tema tabú, los varones que lo padecían no lo decían, sólo se atrevían a decir algo al final, cuando se acercaban a pedirnos una tarjeta de contacto para llamar. Y también podíamos darnos cuenta por las preguntas que formulaban después de la presentación, eran evidentes perfiles de anorexia y bulimia.

9

Mi aprendizaje más significativo es que si quieres hacer algo, puedes hacerlo; está en ti. Yo creo que casi todas las cosas están en ti mismo.

10

Cuando la gente piensa en las metas de año nuevo, y entonces hablan del país… yo pienso: ¡No! Está en ti. Al final del año tú siempre vas a poder a hacer y tener un balance positivo porque estaba en ti y lo hiciste tú. Eso me causa mucha satisfacción personal. Gracias María, es un gran honor que me hayas escogido.

"No te rindas, por favor no cedas, aunque el frío queme, aunque el miedo muerda, aunque el sol se esconda, y se calle el viento, aún hay fuego en tu alma, aún hay vida en tus sueños"

Mario Benedetti

La historia de Eva

Eva, contadora. Madre y empresaria.
"Espero que lo poco que he podido luchar y lograr puede ser inspirador para que la gente sienta que nunca hay que rendirse, que tarde o temprano las cosas salen bien"

1

Desde que tengo uso de razón, en mi casa siempre fueron muy exigentes con los estudios. Y simplemente ver a mi padre orgulloso, eso era todo para mí. Saber que mis padres vinieron de la nada, que lucharon tanto, fue para mí una gran inspiración.

Mi padre vino de España a Venezuela en una época fea, sin posesiones de ninguna naturaleza. Y mi madre también, venía de unos barrios de Caracas y, sin embargo, lograron tanto. Desde pequeña tenían para mí un alto nivel de exigencia y siempre he tratado de mantenerlo. Me sentía tan orgullosa al verlos felices porque yo cumplía con las metas que ellos esperaban de mí. Siempre en los estudios buscaba la excelencia, pero sin llegar al punto de agotarme, de amargarme, sino haciéndolo con toda la felicidad posible y cumpliendo con las expectativas de mis padres.

En el año 1999 murió mi papá. Quedamos solos, los cuatro hermanos y mi mamá. Mi papá había logrado consolidar una empresa de empaques plásticos. En ese momento yo tenía 22 años y ya llevaba cinco años trabajando en la empresa. Así que mi mamá, mis dos hermanos y yo, la mayor, quedamos solos al frente de la empresa.

2

En ese entonces empecé a escuchar comentarios muy negativos, como que la empresa no iba a durar, que nos íbamos a hundir y cosas así. En realidad yo estaba acostumbrada a hacer mucho del trabajo de la empresa, porque había comenzado a trabajar allí desde pequeña. Pero cuando desaparece el pilar de la familia, te das cuenta lo de lo que significa contar con otra persona.

Pero efectivamente salimos para adelante. Y aquí el hombre de la casa ¡soy yo! La hija mayor. Fue cuando me dije: mira todo lo que logramos, todos los estudios, todo el trabajo. Hemos logrado lo que mucha gente ve como inalcanzable; pero yo jamás lo llegué a ver así, inalcanzable. Fue como si mi padre hubiera sabido que tenía que prepararme para eso.

Yo estoy a cargo de la administración. Dos de mis hermanos son ingenieros eléctricos y se encargan de la parte de la producción; mi otro hermano se ocupa de las ventas. También participan mis primos en el mantenimiento y en la parte eléctrica. Así, en equipo, nos distribuimos todo el trabajo.

3

La gente me pregunta: ¿Cómo haces, cómo lo logras con tantos problemas que has tenido? Siempre me he considerado una persona muy perseverante, no me rindo, de verdad. Yo sigo, sigo y sigo, el tiempo que me lleve.

Leo mucho. Soy curiosa, para saber de los aspectos técnicos que no conozco, investigo en Internet, leo libros y, desde luego, he aprendido muchas cosas empíricamente. Soy muy perseverante y tengo un sentido de la justicia muy alto. Creo que fue también una cuestión de crianza. ¿No me parece justo? Voy a hacerlo de otro modo hasta que sea justo. Hasta que sea justo, lo voy a lograr, no importa el tiempo que me lleve. A veces uno cae derrotado por una pequeña batalla, pero al día siguiente amanece y hay que seguir. Hay que seguir, porque si no, ¿qué queda de ti? Hay que seguir, hay que seguir luchando.

También se aprende mucho escuchando. Siempre hay que escuchar a la gente; tú sabrás qué tomar de las personas, porque la gente ha vivido y tiene experiencias valiosas.

4

Soy contadora pública. Me gradué en la Universidad Bicentenario en 1998, junto con un excelente grupo de amigas con quienes todavía mantenemos contacto. Cuando estudié contabilidad también estudié muchas leyes, y aprendí a interpretar cuestiones de la vida a través de las leyes.

También aprendí a hacer tortas, leyendo. Leyendo aprendí a hacer una instalación eléctrica. ¿Por qué? Repito, porque me quedé sola a los 22 años, y aquí no había hombres. Muchas cosas las arreglé yo con mis propias manos; muchas cosas las aprendí leyendo.

Me hubiera gustado desarrollar una profesión vinculada con la naturaleza, tal vez agronomía o veterinaria, pero en ese momento no encontré dónde estudiar esas carreras aquí, tendría que haberme ido a otro lugar. Y en verdad, ya la empresa estaba consolidada y debimos enfocarnos en la necesidad: conservar la actividad que nos daba el sustento.

5

Yo siempre he pensado: haz es el bien, no importa cómo te traten. En esta vida se paga todo, mientras tú hagas todo bien, todo te surgirá bien. Y ése es el valor que yo siempre he tenido presente. El sentido de justicia, la perseverancia, estar bien contigo mismo. Si te sientes bien contigo porque estás obrando bien, mira, no hay más nada que pintar.

6

Sé que soy perseverante. Además me lo dicen: ¡Ya! ¿Todavía en eso? ¿No te cansas? Incluso te dicen: No sigas, que no vas a lograr nada. Mientras más me dicen que no siga, ¡más sigo!

Desde que nacieron mis hijos, tengo el impulso de obrar mejor cada día para que ellos tengan una tremenda base, así como mis padres me la dieron para mí. Eso también hace que empieces a ver las cosas de otra manera; dices, bueno, tengo que mejorar en esto, no puedo hacer algo que esté en contra de mis principios. Obrar bien para que todo vaya bien.

Precisamente, ese sentido de justicia me ha llevado a ser perseverante, porque la verdad es que aquí las cosas no son fáciles. Aquí surgen muchas trabas cuando estás en contra de un grupo que no esté de acuerdo contigo. La verdad es que cuesta bastante. Pero la perseverancia me hace buscar, mover, me mantiene activa y motivada. Y así tratas de resolver esas cosas que se veían imposibles, porque algo tienes que lograr, a alguien tienes que llegarle.

7

Siempre me han fascinado los pájaros, por la libertad que tienen. Esa amplitud, esa facilidad para ir de una esquina a otra con tanta tranquilidad. Me encantan los pájaros, las mariposas, todo lo que pueda volar. Siempre me han fascinado los colibríes, tan pequeños y tan veloces. Yo nunca he visto un colibrí peligrando; siempre están escondidos en algún lugar, toman la cantidad de néctar que quieren y vuelan rapidísimo.

8

Yo no creo que haya afectado a la humanidad. Espero que lo poco que he podido luchar y lograr pueda ser inspirador para que la gente sienta que nunca hay que rendirse, que tarde o temprano las cosas salen bien. No hay que esconderse, no hay que escaparse, hay que darle frente a la vida, a los problemas que se te presentan y avanzar con la mejor actitud.

9

He leído mucho, he visto mucho, he tratado de culturizarme ante alguna situación que debía resolver. Me meto, busco, saco, encuentro, fastidio, llamo, hasta encontrar un momento en el que sobrepaso esa limitación. Nada es imposible.

10

Yo creo que la limitación es mental. Nadie tiene limitaciones, lo que hay que tener es ánimos de seguir hacia adelante; es difícil, pero hay que buscar los medios para sobrepasar eso que piensas que te está limitando. Siempre hay una luz y el momento te va a llegar. Tú misma tienes que crearte ese momento, impulsarlo, porque siempre hay una luz.

"Aprendí que no se puede dar marcha atrás, que la esencia de la vida es ir hacia adelante. La vida, en realidad, es una calle de sentido único"

Agatha Christie

La historia de Ivonne

Ivonne, coach internacional. Heroína de la vida.
"El aprendizaje más significativo que he tenido en los últimos años es reconocer que la vida es finita; que la vida es un proyecto"

1

Siempre esperé tener una empresa internacional, pero no veía que mi trabajo como consultora fuera a trascender las fronteras de mi país. Construir una organización requirió de una estrategia mayor, una responsabilidad muy grande, que contemplaba productividad, recursos humanos, presupuesto. Hoy en día, claro, ya superé ese temor. Es algo que también tiene que ver con la edad, con la maduración.

Durante los diez meses que estuve intocable, desde mi cautiverio (en mi enfermedad), reflexioné mucho sobre el tema del trabajo y de las alianzas.

Finalmente logré asociarme con dos personas: con Elena Espinal, coach reconocida a nivel mundial que vive en México, y con Fernando Sabatini, emprendedor argentino del mundo del coaching. Juntos desarrollamos el Diplomado Internacional para Logros Organizacionales dirigido a formación, habilidades y coach organizacional.

El programa se inició en el año 2008, es decir, ya cumplimos cinco años de trabajo continuo, y está activo actualmente en siete países: México, Venezuela, Colombia, Brasil, Perú, Argentina y Chile. A lo largo de estos cinco años, más de quinientas personas han pasado por el diplomado. Y en realidad está siendo de gran utilidad para los coaches, para desarrollar capacidades, para realizar una incursión mucho más exitosa en las organizaciones profesionales.

Con Elena hemos desarrollado un modelo dinámico, conservador, de independencia, de autonomía y de capacidades. Y también generador de la capacidad del esfuerzo individual para encontrar otros esfuerzos y hacer cosas mucho más grandes y de alto impacto en América Latina.

Esto, unido al libro que desarrollé titulado *Gestión ontológica*, dio paso a una metodología modelo que, a su vez, generó una herramienta: un test que mide las competencias. Y, por último, ese test nos condujo a la metodología de coaching ejecutivo. En este momento soy socia en organizaciones en México, Perú, Argentina, Chile y Venezuela.

Esa organización se llama CEGO, Centro de Especialización en Gestión Ontológica, donde estamos desarrollando programas de formación y proyectos de consultoría de organización, y pronto estaremos con CEGO en México, Perú, Argentina y Chile.

Yo pensaba que esto estaba fuera de mi alcance, y sin embargo, ahí está el proyecto, en pleno crecimiento.

2

Mis primeros cinco años laborales transcurrieron en el campo del apoyo al emprendimiento. Trabajé en una organización financiando emprendedores, desarrollando proyectos y capacidades de gestión. Eso tuvo una gran influencia en mí, porque al trabajar con emprendedores no puedes hacer otra cosa que aprender tú también. De alguna manera yo me considero una mujer emprendedora.

Después comencé en el mundo empresarial, en el área de gestión y, dos años más tarde, volví al emprendimiento.

En el año 1991 salí del esquema asalariado y fundé mi propia empresa. Desde entonces he generado mi propio trabajo.

Por otra parte, el trabajo que desarrollé en el CESAP (Centro de Servicio de Acción Popular) fue una de las experiencias que más me marcó.

3

Tiendo a ver las cosas de manera pragmática. Y cuando me involucré con el coaching ejecutivo, al tener que trabajar con personas en puestos organizacionales altos, por ejemplo, con el presidente de la empresa, pues resultaba natural que terminara aprendiendo sobre la empresa, el sector, la industria, la economía. Y luego sucedió lo mismo cuando me tocó trabajar con personas del área financiera, del área de mercadeo, atención al cliente, recursos humanos, tecnología, logística ¡siempre aprendía! Siempre digo que yo hice un MBA pagado por mis clientes.

Con esas experiencias pude desarrollar muchas aptitudes. Creo que una aptitud importante que me caracteriza es que tiendo a estar siempre orientada hacia el futuro, hacia donde están las posibilidades.

En mi mente desarrollo estrategias y caminos para poder llevar a cabo productos y soluciones.

4

Como soy contador público, tuve mucha formación en el mundo de las finanzas y empresarial.

Mi formación en el banco del coach ocurrió en Chile. Hay personas que son clave, una de ellas es Fernando Flores, el padre del Coaching Ontológico. Entre las personas que me formaron están: Echeverría, chileno, también especialista en coach ontológico; Kaufman, un argentino que ha desarrollado mucho el tema de la Ontología para el mundo de las empresas. Y obviamente personas como Peter Senge, una de las grandes influencias de los años noventa, de quien aprendimos sobre temas organizacionales.

También me inspiran mucho los practicantes, los hacedores y, sobre todo, mis clientes: lo que los mueve, lo que los limita, sus problemas, sus situaciones en fin, mis clientes son fuente de un gran estímulo intelectual.

Yo soy una gran lectora y todo lo que capto inmediatamente lo llevo a la práctica, lo incluyo en mis seminarios, en los ejercicios de trabajo, en las estrategias que desarrollo. Mis lecturas son para mí grandes fuentes de desarrollo intelectual que luego llevo a la práctica con mis clientes.

5

Para mí, uno de los principales valores es la excelencia. Yo en realidad tiendo de manera permanente y casi natural a apostar por la mejor manera en que se puedan hacer las cosas. Es decir, a tratar siempre de llevar las cosas a un estado más alto, más amplio y mejor.

Otro valor es el de iniciar y desarrollar, el emprender. Luego, obviamente, la ética centrada en la convivencia, en el respeto, en poder señalar contextos que permitan que salga lo mejor de las personas.

Otros valores que reconozco más es escuchar y tiene que ver con un tema de cercanía con la gente. A veces se habla de carisma, pero para mí tiene mucho que ver con mi necesidad de acercarme a la gente, de sentir a la gente, de establecer contacto, de estar ahí. Tal vez podría decir que es un valor vinculado con la conexión con la gente.

Y desde luego, el servicio es un punto clave, estar presente, con todo lo que tengo para servir, para poner eso en manos del otro y ver de qué manera eso puede servir de apoyo, de impulso, de guía para el camino.

6

Mi mamá me ayudó a afianzar permanentemente en mí la creencia de que las cosas pueden ser mejores, que yo podía ser mejor y valorar mucho más lo que tenía. Es como un impulso hacia las posibilidades. Creer que son posibles muchas más cosas de las que uno está realizando actualmente.

7

Siempre me he identificado con un oso. No sé si será porque considero que el oso es un animal fuerte, bien plantado, que puede llegar a ser agresivo si es necesario. Además, tiene un lado amoroso, tierno, combina ternura, firmeza y fuerza. Eso es lo que me gusta de ese animal.

8

Mi misión es servir a aquellas personas cuyo propósito es ejercer un liderazgo para cambiar al mundo que los rodea.

Mi misión es hacer ver a los líderes, a aquellas personas que quieran llegar a ser líderes o que quieran desarrollar liderazgo, que pueden ampliar sus capacidades de integración, de modo que el mundo que nosotros vivimos pueda ser mucho mejor del que tenemos.

En ese sentido impacta mi misión, porque tiene que ver con desarrollar las capacidades, habilidades y la sensibilidad de las personas que van a liderar la transformación del mundo.

Creo que yo intervengo directamente en la transformación del mundo ayudando al desarrollo de líderes que sean más evolucionados; porque el mundo necesita evolucionar, necesitamos ampliar nuestra conciencia, necesitamos ver y soñar, comprometernos con un mundo distinto.

9

El aprendizaje más significativo que he tenido en los últimos años es reconocer que la vida es finita. Que la vida es un proyecto; a diferencia de una organización, que vive como un proceso continuo, para siempre, y a veces vivimos la vida como si fuera un proceso continuo, como si siempre fuera a estar. ¿Me explico? Pero entonces en la mente aparece la idea de término, de que en algún momento esta cosa se termina.

Yo creo que este pensamiento hace que la vida deje de ser un proceso continuo y se convierta en un proyecto. Y, como proyecto, tiene un inicio y tiene un fin.

Si hay algo que hacer, pues hay que hacerlo. Cómo se haga, y todo lo demás, agrega valor al momento por el que uno pasó y así, de alguna manera, se puede vencer el tema de la mortalidad a través de la trascendencia.

¿Cuál ha sido mi lección de los últimos tiempos? Bueno, reconocer que la vida no es un proceso continuo. Y en eso ayudó muchísimo mi enfermedad, porque yo estuve enferma dos veces, y el hecho de ser tocada por la posibilidad de que la muerte esté aquí, hizo que yo ya no haga las cosas por impulso, sino que les busque un sentido. Comienza a ser una nueva manera de estar en el mundo.

10

Para cualquier mujer que ande en el mundo yo diría esto: tener la conciencia de que la vida tiene un fin. Así que la pregunta es: ¿qué vamos a ser con este espacio de vida que tenemos? Eso hace que muchas decisiones que no se toman, se tomen; que muchas opciones que no se realizan, se ejecuten; que muchos compromisos que no se asumen, se asuman. Porque si no los tomas aquí, ahora ¿cuándo va a ocurrir?

Y está el tema de la felicidad. La mujer tiende a sacrificarse. Pienso que es importante no sacrificarse, ponerse primero en la agenda y entender que si uno está bien, el mundo alrededor de uno también estará bien. Si nosotras, las mujeres, nos acercamos a la idea del no-sacrificio, podemos mejorar ciertas cosas, ponerle inicio y ponerle término.

A veces una mujer mantiene una relación de pareja por cuarenta años, esperando que en algún momento mejore, cambie. Pero lo único que cambia es uno: más arrugas, más canas cuando a lo mejor uno pudo haber realizado otras cosas, diferentes, en vez de pensar en esperar, pensar que el tiempo está ahí y que si no ha llegado, pues en algún momento llegará. Cuando uno toma conciencia de que tal vez eso no llegue, entonces el tiempo se vive de otro modo.

"Mejor que todos aquellos grandes planes son los pequeños actos que se sí ejecutan"

George E. Marshall

La historia de Liliam

Liliam, educadora y madre.

"Yo les diría a otras mujeres que se sienten limitadas, que la vida es linda. Que lo que tienes que pedirle a la vida es salud"

1

Si tú te pones a ver tu vida y la mía, son muy diferentes. ¿Por qué? Porque tú vienes de una familia profesional, tu mamá tenía una profesión. En cambio, mi madre era analfabeta. Y para yo llegar a ser educadora, y para mi hermana menor ser educadora pues, de verdad es que le hemos echado hacia delante.

Mi mamá trabajaba en una casa de familia, lavando, planchando, cocinando para otras gentes, para darnos a nosotros el sustento.

Por ejemplo, tú dices: Bueno, en lo que llegue mi hijo de la escuela, lo voy a ayudar con sus tareas.

De repente le preguntabas a tu mamá o le preguntabas a tu papá, y tu papá te iba a decir cuánto es 2 + 2. Pero nosotras ¿a quién le preguntábamos?

Mi mamá era analfabeta. De verdad que tenemos un gran valor. Mi mamá iba todos los meses a la escuela, a preguntar cómo yo iba.

Vamos a suponer que la maestra le dijera: Liliam, está fallando en lectura. Entonces, ella se decía, ¿cómo la ayudo yo? Mamá decía: Yo no puedo hacer nada;

todo tiene que salir de aquí, de la escuela. Y si ella no aprende aquí, ¿cómo hago yo para enseñarla? Le decía a la maestra: Llámenme. Si ella no le hace caso, llámeme. Si ella no quiere leer, llámeme castíguela. Porque ella diría: ¿Qué más, a dónde voy, cómo la ayudo? Ella asumía que la esperanza era la escuela. Y todos los meses iba a ver si había adelantado, cómo me había portado, si ya sabía leer. Después, con los años, me convertí en docente. Cuando tuve a mi hijo, yo le ayudaba en las tareas de su colegio. Le podía decir: cuidado, deja sangría, dos puntos, ¿sabes lo que son los dos puntos? ¿Para qué es esto? Y entonces yo decía, pobre mi mamá, cómo se sentiría al no poder ayudarnos en las tareas del colegio. Si nuestra madre fue servicio en casas de familia sin embargo, íbamos a la escuela bien planchaditas, los zapatos bien limpios, tenía dos pares de medias, me lavaba uno y ella me ponía el otro al sol. Pero nunca fui sin medias, y nunca fui con una media sucia, y nunca fui al colegio con un uniforme sucio, porque ahí estaba ella. Algunos dicen que no estudiaron porque tenían que trabajar. Nosotros estudiamos, claro, porque teníamos a nuestra madre ahí, pero también porque nosotros quisimos.

Nosotros le pusimos empeño. Por ejemplo, los sábados yo iba a la casa de la señora de enfrente, que tenía un poquito más que nosotros, y la ayudaba a barrer el patio.

2

Mi papá se murió a los 45 años, era un hombre bueno. Me cuenta la gente que él lloraba, lloraba porque sabía que se iba a morir y que nos iba a dejar chiquitas. Y bueno, él llamaba a la gente, llamaba a los padrinos, y les decía: No dejen a mi Chucha (el sobrenombre de mi mamá), no la dejen sola. Porque mi mamá tampoco era de una familia grande, tenía un solo hermano, su mamá se había muerto y fue criada por su abuela. Y, sin embargo, hoy por hoy, la verdad es que superamos todas esas crisis.

Así pues que mi papá se muere, y mi mamá se tuvo que ir a la ciudad a trabajar en una casa de familia. Tuvo que dejarnos con mi tía y su esposo, que eran los padrinos de mi hermana mayor. Ellos no tenían hijos.

Entonces, nosotros teníamos que sobrevivir, porque mi mamá no estaba ahí y uno no podía apoyarse en ella.

3

Siempre me ha impulsado el poder enseñar a los demás, yo también me decía: quiero que mi mamá aprenda a leer; y qué cosa que yo no pude enseñarle a leer, porque mi mamá siempre se resistió.

Entre mis aptitudes está también el que soy capaz y emprendedora. Y otra cosa que yo siempre he dicho: sí puedo. Yo lo voy a hacer. Esa es mi meta: yo lo voy a hacer, yo lo voy a lograr.

La responsabilidad de ser madre me hizo pensar en mis acciones, en cómo avanzar en mi carrera. Y tomé la decisión de quedarme como maestra en vez de continuar con estudios superiores para obtener la licenciatura. Mi hermana menor se había graduado de Licenciada en Educación y continuo con una maestría en Educación.

4

Yo quería ser como esa maestra que tuve en primer grado, que era bonita y todo el mundo la respetaba, que enseñaba. Yo me decía: quiero ser como ella. Y voy a ser como ella; me voy a graduar de maestra.

Y además, yo iba a la casa de esa maestra, porque me la había ganado. ¿Por qué? Porque yo era obediente, porque si ella me mandaba a hacer algo, yo se lo hacía con cariño, sin ponerme brava. Entonces ella me llevaba a su casa. Y yo decía: le tengo que poner a mi mamá una casa como la casa de la maestra. Eso me inspiró a ser docente.

También el que me llamaran maestra. El título de "maestra", eso yo lo quería oír. Y tú sabes que en los pueblos hay gente pobre y gente como de alta clase. Entonces yo decía: me quisiera casar con aquel muchacho que es de la alta sociedad, que tiene más posibilidades. Pero yo decía, para yo casarme con ese muchacho tengo que ser maestra. Podía haber dicho: tengo que ser médico. ¡Pero no! era maestra, no sé si era porque la maestra era bonita o porque la maestra se maquillaba.

La maestra tenía muchos admiradores, donde quiera que ella pasaba, la gente la saludaba. Donde quiera la invitaban. Estaba en la misa y todos le prestaban atención, el hombre de la alta sociedad se paraba a conversar con ella cuando la veía caminando en la calle; la respetaban.

Después, con los años, yo quise mejorar en mi profesión; es decir, saber más. Pero cuando me casé, pues quise ponerle énfasis al hogar, porque tenía esa meta de formar un hogar, de atender a mi esposo. Y cuando tuve a mi hijo, comencé a darle prioridad a él, porque tenía miedo de no atenderlo como correspondía. Por ejemplo, si tú no ibas los domingos a practicar al equipo de deportes, te sacaban, pero yo me decía: ¿quién va a ayudar a mi hijo a hacer la tarea?

Me afectó mucho una vez que yo me fui a estudiar un sábado, y mi hijo tenía un examen el lunes, y sacó baja nota, entonces pensé: si hubiese estado con él no habría sacado tan baja nota. Eso me achicó, el temor a haber hecho lo mínimo y los posibles reclamos que podrían venir después, cuando mi hijo se convirtiera en un hombre.

5

El primer valor es el respeto. Si no hay respeto se te cae todo. Y ese respeto empieza por ti misma, para después dárselo a los demás.

Otro valor es la responsabilidad. Tienen que ir juntos, y no es para buscar un ascenso, es por ti misma. A mí me daba mucha pena cuando yo vivía en Flor Amarillo, que quedaba un poco lejos de la escuela, y yo llegaba tarde. Se me caía la cara de vergüenza, porque si yo sabía que había tráfico, entonces yo tenía que pararme más temprano. Porque a mí me están pagando por esas horas que estoy dando, y esas horas no eran tanto para la escuela, eran para esos alumnos. La responsabilidad en todo lo que hacemos es muy importante para mí.

El trabajo de docente es trabajo en la casa y en la escuela, sobre todo que yo trabajaba con grados inferiores y a veces tenía que hacerlo el domingo.

Y el domingo mi esposo decía: mira que vamos para un asado. Y yo decía: no importa, lo hago el lunes, me levanto a las cuatro de la mañana y lo hago, pero no voy a perderme esta fiesta pues voy a perder de compartir con mi hijo y con mi esposo. Porque si no iba, estaba sacrificando a mi hijo, un paseo a una playa con mi hijo, por quedarme a evaluar. Y también tengo muy en alto la lealtad. Y tú sabes que es así. Yo cuando tengo mi gente, es mi gente.

6

Mi mamá siempre decía: Lo que dices por la boca lo estás decretando. Así que siempre he dicho: Yo estoy bien, siempre positiva. Había un señor que me decía: Oye, gracias a Dios que tu mamá es analfabeta, porque si supiera leer, ¡ya fuera gobernadora!

Esos principios nos enseñaron. Ella me decía: Si te preguntan cómo estás, di bien, así estés que no hayas comido. Porque el que te oye no te va a dar de comer. ¿A quién le puedes tú decir que no tienes comida? A mí, tu mamá, que es la que siente por ti, o a una gran amiga, o a tu hermana. Eso me lo enseñó ella.

7

Si fuera un animal me gustaría ser como un ave, que cante... Me gusta que me den cariño, para yo también dar. Ese cariño lo aprendí yo con la vida, porque mi mamá fue una gran madre, pero no fue de apurruñarnos, a mí me gusta dar cariño. No me gustaría ser un león o un tigre, sino un ave, un perico por ejemplo, que puedas tocar, que le puedas dar comida.

8

Yo siempre quise, como se dice, "pulirme más", saber más. Por ejemplo, miraba a mis alumnos con gran potencial y pensaba: ése va a estudiar en la universidad, para mí era un regocijo. Y eso hacía que yo quisiera enseñarles más, y así yo estaba muy atenta cuando nos enviaban a tomar cursos, para aprovechar, para obtener más valor; de manera que después de terminar el curso, yo me decía: todo esto se lo voy a enseñar a mis alumnos. Es decir, yo iba ahí y agarraba todo lo bueno, y yo quería dárselo a ellos. Ahora cuando los veo en la calle y me saludan, les pregunto, y me dicen: soy médico, soy abogado... ¡Quiere decir que yo trabajé bien!

9

Mi aprendizaje más significativo es ser profesional. Y una de las cosas que más me enorgulleció es cuando le dije a mi hijo: Ay, tengo aquí a mi ingeniero. Y mi hijo se acercó y me dijo: Gracias a ti mami, soy ingeniero. Porque mi papá, es un gran padre, pero fue muy permisivo conmigo. En cambio tú siempre estuviste ahí.

10

Yo les diría a otras mujeres que se sienten limitadas, que la vida es linda. Que lo que tienes que pedirle a la vida es salud. Si tienes salud lo puedes hacer todo. Nosotras, no es por nada, pero somos súper mujeres. Trabajamos, atendemos a los muchachos, al esposo, la casa, vamos a fiestas. ¡Somos súper mujeres!

Y también les diría: No achicarse ¡para adelante! Y tener confianza también en sí misma. Sí puedes, ¡sí puedes! Dar calidad en vez de cantidad y siempre ayudar al prójimo.

Tampoco voy a decir que yo soy igual que un hombre, porque yo no puedo levantar un saco de cemento, por eso yo siempre digo: nosotras somos súper mujeres.

"Ten en cuenta que el gran amor y los grandes logros requieren grandes riesgos"

Dalai Lama

La historia de Marielba

Marielba, profesora de la Universidad de Carabobo, especialista en Recursos Humanos y coach ejecutivo.
"Yo creo que el techo te lo pones tú. Si tú eres determinada puedes romper el techo de vidrio que muchas veces nos ponemos nosotras mismas"

1

Me casé a los 18 años, mi esposo me lleva diez años, y seguí estudiando; es más, el último año de bachillerato lo hice embarazada de mi primer hijo. A veces el entorno te desanima sutilmente, porque te dices: yo tengo mis hijos, ya puedes quedarte allí pero siempre tuve la determinación de seguir adelante. Es algo que me ha caracterizado a lo largo de la vida, tanto en tomar la decisión de seguir estudiando después de casarme, como de hacer un post grado en la noche, cuando ya tenía dos hijos. También en tomar la determinación de trabajar en Caracas y vivir en Valencia, lo cual significaba viajar a veces durante cuatro horas. Y la última decisión fue venirme a Caracas, a pesar de que mi esposo estaba "anclado" en Valencia, pues era profesor de la Universidad de Carabobo. Yo me vine a Caracas a vivir con mi hija mientras buscaba apartamento, fue una mini-crisis de pareja.

A veces uno cree que la habitualidad es la normalidad, y yo realmente tenía el hábito de hacer el viaje Caracas – Valencia, durante quince años. Hasta que compré una casa desde donde llego a mi trabajo en diez o quince minutos.

Creo que también era mi momento. Dejé de estudiar para que mi esposo hiciera su postgrado en Italia y yo me dediqué a los niños. Por eso digo que ése era mi momento, de darme permiso para algo que realmente era importante para mí.

2

Tengo que decir que mi esposo ha sido siempre un gran apoyo, siempre me ha dicho: No te pongas barreras. De verdad yo creo que, dentro de lo que cabe, siendo un país no desarrollado, Venezuela es un buen entorno para que la mujer se desarrolle. Los límites te los pones tú. Yo, por ejemplo, gano lo mismo que los hombres, siempre he ganado lo mismo que los hombres. No he sentido discriminación en los trabajos, mi familia me ha apoyado y esto es como natural. Mi entorno ha sido de estímulos, no de restricción.

3

Tengo algunas aptitudes: me es fácil estudiar, soy estudiosa y realmente soy disciplinada, y eso me ha mantenido.

A pesar de todas las dificultades, yo me gradué Magna Cum Laude, pues mi promedio en toda la carrera fue de dieciocho. En postgrado también obtuve la primera posición en el grupo, por eso creo que se trata de aptitudes cognitivas como la facilidad para estudiar y de actitudes con "c", como ser persistente y ser estudiosa.

4

Soy directora de Recursos Humanos y hago consultoría organizacional. Es un trabajo de construcción de equipos de alto desempeño. También acompaño en los procesos críticos, como coach de altos ejecutivos.

Yo soy Licenciada en Educación, en Letras. Pero luego de graduarme empecé a trabajar con empresas, escribiendo las presentaciones y cosas así que me fueron acercando al mundo empresarial. En la Universidad de Carabobo comencé a cursar materias de desarrollo organizacional y además yo había empezado en el IESA, Instituto de Estudios Superiores en Administración, que tiene uno de los postgrados en administración más importante en Venezuela, el de más prestigio. Así me fui especializando en Recursos Humanos, pues trabajé en una universidad privada dónde realmente me dieron muchas oportunidades. El rector creyó mucho en mí. Puedo decir que mi formación es organizacional, hice un posgrado en Monterrey, México.

Trabajé en recursos humanos en El Nacional, el principal periódico del país. Primero en formación de equipos de alto desempeño con los periodistas, eso fue todo un reto porque los periodistas son muy particulares, y luego hicimos un trabajo de coaching. Yo trabajo en orientaciones de liderazgo, en manejo de conflictos, orientación de carrera y estilo de vida, que es bien interesante.

Por Maria C Semple

No he tenido mentores, aparte de mi esposo. Yo he sido muy de mi propia carrera, muy independiente.

De alguna manera tener mucha confianza en mí me ha inspirado. Tuve una compañera de trabajo, una señora ya mayor que se fue a España, una buena profesora, Carmen Helena Granel, y yo me visualizaba así, como ella. Hay otra persona que ya murió, Janet Kelly, ella fue directora académica del IESA, una persona muy connotada, muy importante en Venezuela en el ámbito de administración, y yo también me visualizaba así, como ella.

5

En mi vida diaria yo te diría, fundamentalmente, que soy muy honesta. Y cuando hablo de honestidad no solo me refiero a no robar; por ejemplo, yo soy incapaz de hacer una publicación y no dar los créditos. Cuando trabajo en equipo reconozco la colaboración de cada persona. Y soy honesta en las relaciones, con mi esposo, con mis hijos, y eso hace que me respeten muchísimo. Creo que la honestidad es una visión bien amplia de lo que es tu vida.

Otro valor es la responsabilidad. En algunos momentos va en contra mía, porque a veces me tomo mis responsabilidades y también la de otros, y a veces hago grandes esfuerzos para lograr algunos objetivos. Incluso he tenido problemas de salud por esa gran valoración de la responsabilidad.

En una ocasión el rector de la Universidad de Valencia y yo teníamos una reunión en un ministerio en Caracas y resulta que el rector se había ido antes. Pero yo no había viajado porque me habían avisado que la reunión estaba suspendida. Así que el rector me estuvo esperando (en esa época no había celulares) pero en verdad no se extrañó, pues dijo: si Marielba no vino es porque hay una razón poderosa para que no haya llegado.

Eso me hace muy confiable, hasta predecible. A mí no me gusta no cumplir, y eso es en todos los ámbitos de mi vida. De hecho, mis hijos confían mucho en su papá cuando se trata de cosas que necesitan ser conversadas, pero cuando se trata de algo que requiere una acción, recurren a mí.

Ellos saben que yo lo voy a hacer y que lo voy a hacer a tiempo, aunque esta responsabilidad signifique sacrificar descanso.

6

Mi mamá nos decía cuando éramos jóvenes: No me importa lo que ustedes vayan a ser, pero sí les pido que sean los mejores. Por ejemplo, ella decía: Si usted clava un clavo, usted deber ser el mejor que clava clavos. Para mí no fue una inspiración sino un sentido de determinación.

Yo me veía en una posición de profesional y para mí fue un gran esfuerzo combinar la vida profesional con la familiar. Verdaderamente fue una locura haber viajado durante quince años de Valencia a Caracas, fue demasiado.

Siempre le digo a mi hija que la libertad y la posibilidad de hacer tú, tu vida, comienza por tener independencia económica. Buscar esos medios, tener mi dinero es lo que me ha permitido esa independencia. Quizá sea una actitud muy materialista, pero yo lo veo como una recompensa a mis esfuerzos.

7

Me identifico con la culebra, porque se puede meter por cualquier camino. Su flexibilidad la hace meterse por caminos estrechos o empinados, caminos que no toda criatura podría tomar. Es decir, un elefante posiblemente no podría pasar por donde pasa una culebra.

8

Como mi ámbito es la educación, he impactado positivamente en algunas personas, tanto en pregrado, en la universidad, como ahora en formación ejecutiva, y es muy bonito porque te lo dicen, lo manifiestan.

En algún momento me nombraron coordinadora de evaluación en esta universidad porque habían detectado que los exámenes se filtraban, había una fuga, así que yo fui a sustituir a la persona responsable. Después me enteré que los estudiantes me llamaban "La Thatcher" porque acabé con esa fuga.

Sin embargo, hoy día me los encuentro y me manifiestan su aprecio. Un día, estando con mi esposo, me encontré con uno de esos estudiantes que hacía trampa y me saludó con cariño, hasta me presentó a su esposa y a su niño. Ese día también me encontré con un estudiante de pregrado que me dijo que yo había sido su inspiración, eso fue muy lindo para mí. Incluso ejecutivos me han dicho que yo los había ayudado a hacer cambios en sus vidas y en sus carreras.

Para mí, por ejemplo, fue muy satisfactorio llevar a cabo exitosamente un proceso muy difícil que fue el caso del dueño del principal periódico de Venezuela. Estoy hablando de Miguel Henrique Otero, el hijo de Miguel Otero Silva, autor de *Casas Muertas*, continuador de una tradición familiar como dueño y director de un negocio tan grande e importante. Por eso para él, poder llegar a desprenderse de la dirección de la empresa, fue un proceso difícil; y el haberlo acompañado y logrado exitosamente, realmente fue una gran contribución.

Siento que posiblemente con este tipo de cosas he impactado, con mi ejemplo, con mi rectitud y siendo muy honesta.

9

Yo creo que el techo te lo pones tú. Si tú eres determinada puedes romper el techo de vidrio que muchas veces nos ponemos nosotras mismas, porque creemos que el entorno nos va a castigar en una sociedad que todavía tiene algo de tradicional. Parece contradictorio, porque he dicho que mi entorno me ha facilitado las cosas, pero a veces eres tú la que te pones limitaciones.

10

Si crees en ti, crees que lo vas a lograr, eso te ayuda a superar las limitaciones que puedas encontrar. Resumiendo, yo diría: cree en ti, haz el esfuerzo, aprovecha tus oportunidades.

Pienso que eso ha sido también parte de mi éxito: aprovechar las oportunidades. Pero para aprovecharlas tienes que estar preparada y tienes que observar el entorno, ver esa oportunidad y ¡tomarla! ¿Por qué? Porque no se presentan dos veces, o están ahí y no las ves, o están ahí y tú no estás preparada para tomarlas.

"Aquel que tiene un porqué para vivir se puede enfrentar a todos los cómos"

Friedrich Nietzsche

La historia de Marinés

arines, ingeniero en computación, consultora, promotora de responsabilidad social y Madre. "El aprendizaje más significativo es que los milagros existen y existen de diferentes tamaños. Es más, el tamaño lo pone uno. La fe mueve montañas".

1

Lo que más me inspiró fue el hecho de querer tener un hijo. Porque siempre dije: yo quiero tener un hijo, como sea. Y me lo planteé y llegó.

Tomé esa decisión a los 38 años. Había tenido un novio y había terminado con él, y dije: bueno, no importa si me caso o no me caso, yo quiero tener un hijo.

Una amiga me dijo una vez que prefería darle un hogar a un niño sin padres que traer al mundo un niño sin padre. Esa frase me quedó grabada, y empecé a buscar, hasta que llegó mi hijo. De verdad, yo digo que él es mi Norte, él es el que me ha dado la fuerza para vivir y para seguir adelante. Él es mi motor.

Cuando fue la caída de PDVSA (Petróleos de Venezuela), en el año 2002, el bebé estaba recién nacido -nació en el 2001. Y desde entonces, gracias a Dios, he podido salir adelante.

Después del paro y la pérdida de mi empleo, tuve un local en Guarenas. Empecé a vender cosas usadas, a inventar cualquier cosa para ganarme el sustento.

Después me llamaron de la Kraft y estuve un año trabajando en con ellos.

Luego me fui con dos compañeros, ex PDVSA, que montaron una franquicia de la India para dar cursos cortos de tecnología de la información. Lamentablemente no se consolidó porque necesitábamos contratos del gobierno, y como éramos tres ex PDVSA, nos tomaban como conejitos de India. Nosotros hacíamos las propuestas, pero jamás nos dieron un solo contrato.

Y con personas individuales, interesadas en aprender de tecnología, tampoco se pudo porque todavía aquí existe la mentalidad de que si no tienes un título universitario no eres nadie. No valía una certificación de una buena herramienta. De modo que terminamos cerrando.

Después se me ocurrió montar un portal con un compañero, ex PDVSA también, que se llamaba MisHijos.com.ve. Allí se manejaba todo lo que tenía que ver con niños: datos de médicos, terapias, ropa, juguetes, diversiones, todo lo necesario para un niño, ¡era un portal bellísimo! Estuvimos dos años trabajando con el portal, pero económicamente no rindió lo suficiente. Y aunque seguimos con nuestras operaciones e inclusive hicimos un primer evento, muy simpático, que consistió en un maratón para niños de preescolar en el parque la Guacamaya, en el momento en que me llamaron del Servicio Panamericano de Protección para un cargo de gerente de proyectos yo acepté porque necesitaba estabilizarme un poco económicamente. Trabajé con ellos durante dos años, y cuando se me iba a terminar el contrato, sucedió la muerte de mi papá, lo cual me absorbió mucho tiempo. La muerte de mi papá no fue simple.

Todos los contactos de PDVSA me conectaron con pequeños trabajos, por ejemplo, con otro de mis ex compañeros logré la administración de una franquicia de comida rápida.

Administré ese negocio por poco más de un año, pero uno de los socios se enfermó de cáncer. Prácticamente me tocó verlo morir, porque vi cómo se fue deteriorando. Y al morir él, me quedé sola con la franquicia, hasta que dije: ¡no más! Me cansé pues me quedaba muy lejos de casa, tenía que trabajar los días feriados, y mientras tanto mi familia se quedaba sola.

En estos momentos estoy vendiendo unos productos que benefician a la salud y son rejuvenecedores, son productos que están a nivel mundial.

Tengo una galería virtual, que se llama la Galería Extractos, donde tengo piezas mías y piezas de una compañera del colegio que hace filigranas. También tengo los trabajos artísticos de un ex compañero de trabajo que pinta en batik, en fin, tengo varias cosas. Por otro lado, estoy trabajando con una tía en responsabilidad social empresarial, en *fundraising*. En estos momentos estoy montando un proyecto para lograr un aporte monetario a fin de dotar tres de las sedes del interior del país.

De manera que entre esos trabajos, la casa, las cosas que invento, porque siempre estoy inventando algo, y el niño, pues estoy bastante distraída.

Mi hijo llegó en el momento que Dios lo dispuso. Cuando estaba recién nacido su pediatra observó que demoraba en levantar la cabecita, se le hicieron estudios y me indicaron que el niño era hipotónico, lo cual significa que tenía flaccidez en todos los músculos. Él hizo terapia desde los cuatro meses hasta los ocho años. Ahora está perfecto. La neuropediatra y todo su equipo le dieron de alta; lo ven y le dicen milagrito. Porque ellos pensaban que el niño no iba a salir adelante y que iba a necesitar un colegio especial. Y, sin embargo, mi hijo está en un colegio de mucha exigencia académica y musical. Cuando culminó su terapia, me dijeron que no me hiciera muchas expectativas, que el niño siempre iba a ser B. Pero el año pasado se propuso sacar A, ¡y fue A! Toca el violín, está en el equipo de fútbol del colegio, estuvo en el equipo de básquet. Todas las expectativas las superó.

2

Yo siempre dije que quería tener un bebé, por adopción, por inseminación artificial, como fuera. Y toda mi familia me apoyó. El día en que nació mi hijo, imagínate, yo no tenía nada.

Una prima se fue a una tienda de artículos de bebé y les dice: Acaba de nacer un bebé, ¿qué necesita? Deme todo lo que necesite.

Entonces ella me trajo el esterilizador, ropa, una cantidad de cosas. La madrina del niño le compró la cuna. Total, que ese día que llegó a casa mi hijo, ya tenía cuna, esterilizador, todo.

No te imaginas el gentío que desfiló por esta casa para venir a conocerlo. Aquello fue increíble, bueno, aceptado por todo el mundo.

Mis primas venían todos los días. Amigos, tíos, primos, todos me ofrecieron apoyo. Todo el mundo que venía le traía algo. Yo no tuve que comprar prácticamente nada. De hecho, hasta ahora, lo que yo le compro es el uniforme, porque él siempre tiene ropa. Siempre le regalan, aunque sean cosas usadas. Es un niño súper querido, tiene una sangre muy suave, todo el mundo lo quiere. Él es amigo de todo el mundo.

3

Me considero una luchadora. Con el tiempo he aprendido a tener paciencia. Antes me desesperaba cuando las cosas no ocurrían al ritmo que yo quería, de joven era más acelerada y quería que todo saliera cómo y cuándo yo quería. El tiempo es un amigo que nunca falla, y te hace entender cosas que de joven no ves.

4

En cuanto a estudios, yo soy ingeniero en computación. Soy hábil con las manos y siempre he trabajado haciendo cosas con las manos, aunque a veces no me haya concretado mucho. Libros, definitivamente la *Sagrada Biblia* y los de Conny Méndez.

5

Yo he tratado de manejar mucho mis valores cristianos, como católica. Soy practicante, aunque no voy todos los domingos a misa. Uno de estos días el padre me decía: no te preocupes, tú no tienes tiempo para ir a misa por tu carga familiar, si no tienes tiempo no te estreses, no vale la pena. Pero sí rezo todos los días y le doy gracias a Dios por todo. Y he tratado de inculcar le a mi hijo esa creencia: que hay un valor, que hay una fe, que hay un Dios.

Otro valor es la responsabilidad, soy muy responsable, soy muy puntual. Mi hijo me dice: ¿Mamá, por qué nosotros siempre somos los primeros que tenemos que llegar a todas partes? Soy muy recta, eso viene de mis padres. También es importante para mí respetar a los demás, para que me respeten a mí. Básicamente creo que esos son mis valores.

6

Yo me considero una luchadora, porque han sido muchos los golpes, y he tenido que llevar muchas cosas adelante. Ahora tengo una carga muy grande, entre el niño, las viejitas (mi madre de avanzada edad y su hermana, mi tía), la casa, el trabajo y el trabajo social. Siempre busco la forma de enredar mi vida. A pesar de que mi familia tiende a la depresión, yo he tratado de no dejarme abatir. En mi familia ha habido casos muy serios de depresión. También se dice que la depresión es hereditaria.

No soy experta en la materia, pero considero que es una combinación de factores psicosomáticos y químicos. Me aterra caer en un estado depresivo, pero claro, como soy una luchadora trato de no caer.

He leído mucho, me han ayudado mucho los libros de metafísica de Conny Méndez; pero la metafísica como ella la explica, básica, sencilla y que no establece conflictos con mi fe cristiana. Esas lecturas me han sacado mucho más la fe, las fuerzas, las ganas de salir adelante, mente positiva y dejar atrás muchas cosas negativas.

Por ejemplo, yo tenía una jefa muy querida que me decía: Piensa mal y acertarás. Y ahora sé que no es que aciertas, es que si piensas mal, las cosas pasan justamente porque estás pensando mal: "la energía va hacia donde fluye la atención". Le has dado vida a la cosa negativa al ponerle energía. De manera que es lo que yo he tratado de ir cambiando, viendo el lado positivo a todo lo que me sucede.

Yo voy, sigo, invento otra cosa y vuelvo a empezar, siempre estoy empezando cosas nuevas.

7

Me identifico con un perro. Cuando dijiste animal me vino a la mente un perro. Tengo un bóxer, que es bello. Siempre he tenido bóxers, son dulces, tiernos, son tremendos, son unos juguetones que nunca crecen, pero te entienden. Te entienden y no te hacen daño para nada, son incapaces de hacerte daño, de morderte. Son fieles, dan amor incondicional. Por eso me vino a la mente.

8

Me considero una mujer optimista criando a mi hijo, tratando de que sea lo mejor posible, para que a la vez él sea un multiplicador de todas las cosas buenas.

Siempre busco alguna manera de ayudar a la humanidad, aunque sea en la forma más mínima. Por ejemplo, yo no boto nada en esta casa, aquí no se desperdicia nada, si está en buenas condiciones, busco a quién dárselo. Ahora estoy con reciclaje. La recolección de lo reciclable se hace una vez al mes, de modo que voy almacenando botellas, cajas de cartón, plásticos, todo lo que sea reciclable.

Por otra parte, siempre combino mis actividades con algún tipo de ayuda o apoyo. Por ejemplo, tengo mi portal, mi galería virtual y, además, tengo el área de la Responsabilidad Social Empresarial de la galería, a la que aporto algo de lo que gano.

Yo ayudo a los Criollitos, el equipo infantil de béisbol, en donde jugó mi hijo. La mayoría de los niños del equipo viven en las barriadas cercanas a la zona donde vivimos, son niños de escasos recursos. Necesitan recursos, no necesariamente monetarios.

Por ejemplo, una compañera del colegio me había dado unos zapatos de béisbol que su hijo no iba a usar. Entonces me fui con mi hijo a ver jugar a los Criollitos y me llevé los zapatos y le digo a la coordinadora que tengo esos zapatos. Bueno, la cara se le iluminó y comenzó a dar brincos de alegría. Me dijo: Tú no tienes idea de lo oportuno de estos zapatos, hay un niño que no ha venido más a las prácticas porque no tiene zapatos, y estos le van a servir, me cayeron del cielo. Parece una tontería, unos zapatos usados, pero con eso se hizo feliz a un niño y a su equipo. Así, pues, siempre estoy buscando cómo ayudar, y con el reciclaje busco ayudar a la naturaleza también.

9

El aprendizaje más significativo es que los milagros existen y existen de diferentes tamaños. Es más, el tamaño lo pone uno. La fe mueve montañas...

10

Mi mensaje es que no hay límites. Los límites te los pones tú. Si tú te propones algo, lo logras. Por ejemplo: si tú no puedes tener un hijo, hay otras formas de tenerlo. Porque te aseguro que hay muchos niños que quisieran tener el calor de un hogar. Y si no quieres establecer un vínculo tan cercano, como una relación de madre-hijo, pero quieres ayudar a un niño, hay millones de niños a quienes puedes ayudar, desde las formas más pequeñas hasta las formas más grandes.

En cuanto a lo profesional, lo que te propongas lo puedes lograr. Si lo haces con cariño, esmero, dedicación y mucha paciencia, lograrás salir adelante. Yo he pasado momentos difíciles, soy madre sola, no tengo un hombre que me mantenga, no tengo una herencia. Lo poco que ponemos entre todos, con eso salimos adelante, y hemos logrado tener nuestro nivel de vida adecuado, cubrir nuestras necesidades y darnos nuestros gustos.

"Hay solo dos maneras de vivir tu vida. Una como si nada fuera un milagro, la otra como si todo fuera un milagro"

Albert Einstein

La historia de Nahomy

*N*ahomy, gerente de Recursos Humanos. Siendo adolescente superó un linfoma de Hodgkin
"Aprendí que es importante cultivar el cuerpo, pero que debes aprender a manejar los extremos"

1

Hay muchas cosas espectaculares en mi vida en cuanto a haberme trazado metas y logrado mis objetivos.

Yo trabajo en una empresa nueva, soy la gerente de Recursos Humanos. Cuando llegué, éramos unos siete empleados y todos estábamos trabajando en el desarrollo de ese proyecto. Una de las cosas que me ha generado gran satisfacción es que me tocó seleccionar a todo el personal de la organización, bajo los parámetros que nosotros habíamos establecido. Y ahora, me encanta escuchar al dueño, al gerente general y a los demás gerentes hablar con orgullo de la gente que trabaja para ellos.

Siento que fui responsable directa en lograr tener una empresa refinadora de aceite comestible bastante grande, muy automatizada. En esta primera etapa tenemos sesenta y cuatro empleados; en las condiciones del país, no es tan fácil integrar un equipo y conseguir que la gente se comprometa. Todos son técnicos calificados; son gente de familia, con proyectos de vida, en ese sentido, todos nos parecemos. Hemos

ido formando el equipo a pulso, no ha sido fácil, ha requerido mucha dedicación, un proceso de selección largo, porque si sentimos que no tenemos a la persona, si no estamos convencidos, no la ingresamos.
Ahora estamos por comenzar una segunda etapa y estoy en el proceso de búsqueda del personal que necesitamos para arrancar esta fase.

2

Este gobierno se ha llevado toda mi vida productiva porque, básicamente, desde que yo trabajo he estado expuesta a este ambiente político, legal, a este cambio de leyes, a este proteccionismo hacia el trabajador, sirva o no sirva. El ambiente laboral se ha ido complejizando cada vez más y no nos ha quedado más remedio que adaptarnos y buscar la manera de garantizar que el recurso humano sea el mejor.
Hemos ido encontrando mecanismos para adaptarnos y afrontar esta situación de conflicto dentro de las empresas, a causa del excesivo proteccionismo a los trabajadores. El trabajador siente que trabaje o no trabaje, igual se va a quedar, porque debido a la legislación que el gobierno ha generado, es muy difícil despedir a una persona aunque no cumpla con sus obligaciones.
Afrontar este ambiente laboral me ha ayudado porque he tenido que adquirir muchísima formación académica, y también me ha ayudado en lo que concierne a la ética y a la moral.
Vengo de una familia profesional, acostumbrada a comprometerse con su trabajo, con su familia, con los amigos, a establecer vínculos sólidos y sanos con los

seres que nos rodean. Creo que eso es fundamental para afrontar cualquier dificultad en el trabajo, en la vida social, en la salud.
En mi casa somos mujeres y hombres, todos echados pa'lante, dispuestos a afrontar cualquier adversidad de manera positiva. Yo siempre escuchaba a mi papá decir que a pesar de cualquier dificultad íbamos a estar bien; y siempre fue así y siempre ha sido así. A pesar de los problemas en el país, o los que uno tenga en casa, uno siempre está bien porque uno trabaja en función de procurar ese bienestar. El bienestar depende mucho de uno.

3

Escuchar cómo fue la vida de mi padre ha sido determinante. Él llegó de Croacia siendo un niño con mis abuelos, en unas condiciones que no eran precisamente las ideales, huyendo de su país, a un lugar donde hablaban otro idioma y pasaron muchísimo trabajo.
Mi papá contaba, ni siquiera con tristeza, lo contaba con orgullo, que él dormía en sacos de harina. Mi abuelo y mi abuela paterna, sin tener ningún tipo de estudio, sólo a punta de trabajo honesto y de inculcarle a sus hijos valores como la honestidad y el esfuerzo, fueron capaces de sacarlos adelante. Mi papá llegó a ser un gran profesional universitario y un gran padre. Mis abuelos, mi papá y mis tíos fueron capaces de transformar una situación no positiva, precaria, en un éxito total.
Y mi abuelo materno, Mayia (el nombre amoroso que le damos), aunque no tenía una situación tan crítica

como la de Antonio, mi abuelo paterno, no tenía carrera universitaria, en esa época no se estilaba, pero a punta de trabajo, honestidad, valores, amor hacía la familia, supieron avanzar en la vida.

Cuando uno siente que tiene gente que lo apoya en las dificultades, entonces no puede haber dificultades.

Hoy, junto con el gerente de mantenimiento, entrevistaba a un muchacho y escuchamos todo lo que hacía este muchacho: gana salario mínimo, tiene dos hijos y una esposa. Y nos contó que cuando se le enfermó la hija, se ahorraba los viáticos, compraba pan y jamón y eso era lo que almorzaba y lo que cenaba... El muchacho trabajaba de cocinero, limpiando pisos en el comedor del tecnológico para poder estudiar. Cuando escuchas historias como ésa, tú dices: ¡De qué nos estamos quejando! ¿Te das cuenta de lo afortunados que somos?

De manera que primero hay que tener la convicción de que podemos lograr cosas mejores, y eso depende solamente de nosotros y de nuestro trabajo.

4

En cuanto al conocimiento, he tenido muchos mentores, personas de las cuales he aprendido cosas importantes que he aplicado en diferentes etapas y situaciones de mi vida.

Mis principales mentores fueron mis padres, mis tíos y mi tía Liliam quien ha tenido muchísima influencia en mi vida. De hecho, yo estudié la carrera de Relaciones Industriales por ella, por querer parecerme a ella.

5

Disfruto mucho del trabajo en equipo, fomentando el respeto por el otro. Y aunque yo pueda conseguir grandes cosas, cuando lo hago acompañada me da mucha más satisfacción.

Cuando trabajo en equipo los resultados definitivamente tienen un impacto mayor; haces que el compañero se sienta incluido y ese sentimiento es reconfortante para el otro. Siempre le digo a mi hija: Fedora, vamos a trabajar en equipo.

También son valores fundamentales la honestidad, la responsabilidad, la amistad, el respeto.

6

Mis creencias están basadas en: *yo sí puedo*. Eso ha sido fundamental en todo. En cuanto mi salud, la gente me preguntaba: Nahomy, ¿cómo hiciste para superar tu enfermedad? Yo no lo sé, aunque siempre supe que me iba a curar, eso era algo de lo que jamás tuve duda. En ese momento me sentía inmortal y eso para mí fue la gran diferencia.

Esa creencia de *yo sí puedo* la aplico en situaciones difíciles en vi vida diaria Para mí eso es la clave.

7

¿Con cuál animal me identifico? Qué divertido, hoy se lo pregunté a una persona a la que entrevistamos para nuestra empresa.

Recuerdo una dinámica que tuvimos cuando era adolescente y recuerdo que tanto mis compañeros como yo coincidimos en que el conejo se parecía a mí, o viceversa. Porque ellos me veían como algo muy tierno, suavecito, pero a la vez muy vivaz. Y la verdad es que no había vuelto a pensar a cuál animal me parezco, pero creo que al conejo.

Se me venía también a la mente el delfín pues no es conflictivo, por lo general está en grupo, y a mí no me gusta la absoluta soledad, aunque me gusta que me respeten mi espacio. El delfín es amigable, dócil, pero a la vez es fuerte, determinado es de naturaleza alegre y me gustan las cosas alegres. Tal vez ése es el animal con el que me identifico en este momento.

8

Yo creo que mi misión personal tiene un gran impacto, porque si cada persona que habitara este mundo estuviera concentrada en hacer las cosas de la mejor manera, procurando no dañar al otro, creo que tendríamos otro mundo.

Claro, hacerlo yo sola no tiene gran impacto, pero creo que es una cadena. Mis bisabuelos hicieron las cosas de manera correcta y sin dañar a nadie; mis abuelos hicieron las cosas correctas sin dañar a nadie, enseñando valores positivos, sólidos, y eso se lo transmitieron a mis padres, mis padres lo hicieron conmigo, y yo procuraré hacerlo con Fedora, y ella lo hará con sus hijos. Si cada ser humano transitando este mundo hiciera las cosas correctas, sacando lo mejor de nosotros, aprendiendo de manera positiva, tendríamos otro mundo.

9

Definitivamente, creo que el superar mi enfermedad fue un gran aprendizaje para mí.

Me enfermé a los 15 años, una etapa en la que el aspecto físico es sumamente importante y el vernos lindas resulta fundamental. Me diagnosticaron un linfoma de Hodgkin, un tipo de cáncer. Gracias a Dios ya para esa época era controlable, curable. Fui sometida a quimioterapia, radioterapia y todo lo que eso implicaba: perdí el cabello, las cejas… yo tenía un cabello largo muy lindo. Tenía una figura bonita, y también eso lo perdí a causa de los esteroides y otros medicamentos.

Aprendí que es importante cultivar el cuerpo, pero que debes aprender a manejar los extremos.

Me di cuenta de toda la gente extraordinaria que me rodeaba, familiares, amigos, incluso gente que no conocía pero que me ayudaron de diferentes maneras. La solidaridad fue increíble.

Había momentos en los que me sentía muy mal, y ese día no iba al colegio, pero me mantenía al día con las clases, con los exámenes, con los trabajos. Así que terminé mi año escolar.

10

A las mujeres que se sienten limitadas les diría que por muy difíciles que sean las situaciones que afronten, realmente las limitaciones nos las ponemos nosotros mismos. Las barreras nos las construimos nosotros, pero podemos pasarlas por encima.

Hay otro tipo de barreras, son las que construimos con miedos; así como a veces nos creamos barreras que no existen.

Tenemos que ser capaces, estar convencidos de que podemos afrontar cualquier dificultad porque somos capaces.

Todos los seres humanos somos extraordinarios. Creo que debes haberte dado cuenta, que cuando uno tiene oportunidad de conversar con la gente, comprueba que siempre hay una historia valiosa para compartir. Creo que no hay una persona en este planeta que no tenga una historia extraordinaria que contar.

"Si me dices, lo olvidaré; si me enseñas lo recordaré; si me involucras, lo aprenderé"

Proverbio chino

La historia de Paula

Paula, licenciada en Parapsicología, guía espiritual y sanadora, madre de cinco hijos.
"Siento que todos los seres humanos tenemos mucha fuerza, mucha energía, que si la sabemos sacar, si la ponemos a funcionar positivamente, nos da una respuesta".

1

Yo tengo 80 años. Nací en San Cristóbal y allí tuve a mis tres hijos. Lo primero que hice en mis primeros años de juventud fue estudiar en Barquisimeto, para lo cual debí mudarme a la casa de mis tías, a tres horas de mi ciudad.

Para mí fue un tiempo muy especial, porque ellas me enseñaron muchos valores; aprendí de ellas muchas cosas emprendedoras y positivas.

En Barquisimeto estudié comercio, en un instituto muy importante de esa época llamado Mosquera Suárez. Desde el año 1945 al 1950 viví con mis tías. Después regresé a San Cristóbal, y empecé a trabajar en el INOS, que para esa época se llamaba Instituto de Obras Sanitarias, yo apenas tenía 15 años. Después de trabajar allí durante cinco años, me casé y tuve a mis tres hijos varones.

Sucedió que mi esposo decidió irse al Llano, de donde era él y donde tenía sus padres, y yo me quedé sola con mis hijos en la casa de mi madre. Mis hijos eran pequeños: seis meses, un año medio y dos años y medio respectivamente. Ellos empezaron a crecer bajo la tutela de mi mamá, y un día yo me dije: tengo que irme de San Cristóbal para la capital, Caracas, donde estaban en ese entonces mis tías, con las que yo había vivido en Barquisimeto.

2

Mi mamá se opuso porque los niños estaban muy pequeños. Pero yo le dije a mamá que me iba a la capital porque tenía que trabajar duro para sacar a mis hijos adelante. Yo quería que mis hijos fuesen profesionales, hombres de valores y exitosos.

Mi mamá era una mujer de los Andes, llena de esas tradiciones, como que la mujer no podía estar sola. Pero yo me fui a Caracas, a vivir con mis tías nuevamente, y me llevé a mi hijo mayor que tenía cuatro años para entonces. Dejé con mi mamá a los dos hijos menores. Bueno, mi mamá estaba muy nerviosa pues no confiada en lo que yo le decía. Pero yo tuve una gran certeza, una fe grande en Dios y en mí, que podía salir adelante y ser una persona exitosa.

Así que me vine a Caracas con una maleta y 10 bolívares en la cartera, pero dentro de mí había una gran fuerza y esperanza de que yo iba a salir adelante.

A los ocho días de estar en Caracas empecé a trabajar en los tribunales. Una de mis tías estaba trabajando allí, y me propuso empezar a trabajar a prueba, durante ocho días. Me dijo: Si tú en esos ocho días de prueba puedes llevar un expediente, puedes tener tu cargo! Y así fue. A los ocho días me dieron mi cargo, con mucha esperanza y apoyada en mis conocimientos que había adquirido en mis estudios, pues había que escribir muy rápido en la máquina de escribir, tomar dictados de taquigrafía... y salí adelante. Así que trabajé en el tribunal.

Poco después de mi comienzo en los tribunales empecé a trabajar en unas mesas de las elecciones y allí conocí a mi pareja actual. Lo conocí y después de varios años nos casamos. De manera que entonces me pude traer a los dos hijos que tenía todavía en San Cristóbal con mi madre. De ese matrimonio nacieron dos hijas, una vive en Londres, y la otra vive en Caracas.

Yo siento que todos los seres humanos tenemos mucha fuerza, mucha energía, que si la sabemos sacar, si la ponemos a funcionar positivamente, nos da una respuesta. Tenemos que ser positivos, tratar de conectarnos siempre con el universo, con el cosmos, para que esas energías nos ayuden a salir adelante todo el tiempo. Yo tengo una manera particular de conectarme con el cosmos: medito.

Siempre trato de ver las cosas positivamente, y las cosas negativas no las veo como tales, sino como un aprendizaje para crecer, para ser mejor y para poder luchar con más fuerza y energía.

Estoy totalmente convencida de que si somos positivos y tenemos fe, que hay un Dios todopoderoso que nos ayuda y que nos guía, salimos siempre adelante y airosos de todo.

He tenido algo en mi vida todo el tiempo: no me gusta la crítica, ni me gusta juzgar a nadie. No guardo rencor a nadie porque siempre tengo en mi pensamiento: ama, perdona y olvida.

En esta búsqueda de la meditación y espiritualidad que he tenido durante toda mi vida, tuve un profesor en Caracas, que era un gran parapsicólogo de mucho conocimiento, con quien estudié mucho.

En esta búsqueda espiritual, conocí a un doctor llamado Jaime Rivas, que me guió mucho y me enseñó acerca de la vida espiritual. Siempre me había gustado meditar, pero yo meditaba y meditaba y no encontraba lo que buscaba.

Entonces él me dijo: Paula, si tú quieres entrar en una meditación profunda, si quieres ver todo lo que hay dentro de ti, porque todos tenemos nuestra copia del cosmos, del universo, dentro de nosotros, tienes que ser vegetariana.

Soy vegetariana desde hace muchos años. Gracias a Dios tengo muy buena salud.

Hago mis ejercicios de respiración; cuando joven hacía mucho yoga.

De manera que el doctor Rivas me dijo: Paula, cuando tengas seis meses de ser vegetariana, podrás ir con nosotros a la India.

Toda mi vida había querido ir a la India a buscar esos conocimientos espirituales. Así que logré ir en 1989, fui con un grupo de veinte personas y fuimos a visitar a un maestro en Rajastán, a doce horas de Delhi.

Atravesamos todo el desierto, fue una de las más grandes experiencias que he tenido en mi vida. Esa determinación me hizo llegar a la India y me sentí muy feliz los veinte días que estuve allí, con las enseñanzas de ese maestro. Meditaciones y charlas que eran muy positivas. En otras palabras, ellos tratan la ciencia del alma, la preparación para cuando uno deje este plano físico.

Lo más importante para mí fue cuando empecé la meditación, ya iniciada por el maestro, las personas que estaban en ese lugar eran escogidas para ese proceso de iniciación.

En todas las meditaciones que yo había hecho previamente no había logrado lo que logré en esa iniciación. Obtuve un gran conocimiento y hasta el día de hoy continúo meditando. Me siento muy completa y capacitada para ayudar a otros.

Tengo una familia que ha sido bendecida, es armoniosa. Tuve la bendición de tener un hijo sacerdote, un hijo médico, y un ingeniero. Mi hija que está en Londres es publicista y mi hija menor trabajó en televisión.

3

La meditación me ha ayudado muchísimo, porque me ha equilibrado mis chacras y eso me ha ayudado a tener una preparación especial.

Cuando meditamos vemos cómo nuestra energía mejora día a día. Siempre he tenido cuidado de que mi energía no se me eche a perder.

Evito comentarios negativos; no juzgo a nadie porque cada persona tiene su evolución y tiene su misión en la Tierra.

Estoy muy agradecida a Dios, Dios me guía. Y tengo una inquietud que sé que voy a lograr: escribir un libro con mis memorias y con los clientes que tuve durante mi consulta.

La parapsicología todavía me gusta, todavía me piden ayuda, y la doy.
Sin embargo ahora no estoy directamente involucrada, porque me estoy preparando para escribir mi libro. Ya tengo muchas cosas escritas. Considero que he sido exitosa, en el sentido de que he sacado a mis hijos adelante, los conduje a que fuesen personas con valores.

4

Yo me gradué de parapsicóloga y monté mi consultorio, en el cual logré mucho éxito. En realidad nací con esos dones trans-sensoriales, y en las pruebas que me hacía mi profesor, siempre salía bien.
Tengo esta percepción extra sensorial. Porque antes de venirme a Caracas yo veía mi futuro mucho mejor, veía ese empuje. Y aún a estas alturas de mi vida veo muchas cosas positivas que me vienen.
En cuanto a mentores, Johnas Puro fue uno de mis guías, así como también el doctor Jaime Rivas, quien todavía vive.
Otras personas importantes en cuanto a su influencia fueron el señor Cordero, a quien conocí en un taller al cual yo asistí, y una persona que no puedo dejar de mencionar es el doctor Molina, del Sendero de los Maestros. Esa serie de encuentros me condujeron hacia lo que yo quería hacer y estudiar. Todo es ciencia del alma, no religión, sino ciencia del alma.

5

En mi vida personal y profesional he aplicado como valor el ser transparente. Me parece que la mentira es tóxica y que contamina al ser humano. He tenido mucho cuidado de la mentira, porque cuando se miente, estás poniendo una barrera en el camino; una barrera de destrucción y daño. En cambio, al ser transparente, cuando decimos la verdad, los caminos se abren, caminos de luz y de amor.

Es decir, la honestidad es uno de mis valores primordiales.

Dios nos ilumina con esta verdad: para poder vivir en la Tierra ayudando a los demás, tenemos que ser personas totalmente sanas de mente y de corazón.

Otros valores que aplico son el amor y el respeto.

En los momentos difíciles de mi vida sólo he tenido esperanza y fe de que vendrá un día mejor, y lo he alcanzado.

6

Creo en el trabajo. Siempre he trabajado. Desde que tenía cinco años, una tía me ponía una mesita cerca del fogón para que hiciera arepas. Recuerdo que mi tía me vestía bien arregladita, para que cuando pasara la procesión de la virgen durante la Semana Santa yo dejara flores en los caminos por donde iba a pasar la imagen de la virgen. Y ella me decía: Paulita, el trabajo es lo que lo lleva a uno al triunfo.

Soy muy organizada y sé que podemos hacer muchas cosas a la vez si somos organizados. Muchas cosas me han pasado y muchas han sido muy hermosas, y a esta edad que tengo me siento muy bien, y me siento muy halagada de que tú me estés entrevistando. Me encanta estar aquí, en esta parte de la naturaleza, con el sol tan vibrante.

7
Me identifico con el elefante, porque para mí es un animal con mucha energía.

Cuando yo tenía cuatro años tuve una experiencia: estando en un circo, quise tocarle la trompa a un elefante, y me escapé de mi mamá y de mi familia y me fui a tocar a ese elefante. Todo el mundo quedó muy angustiado porque el elefante podía hacerme daño. Pero no, él se dejo tocar por mí. Admiro mucho al elefante, es un animal vegetariano, místico, de larga vida.

8
Siento que aún, a estas alturas de mi vida, las personas me llaman, me consultan, y con mucha gentileza las ayudo para que vean que ese momento por el cual están pasando, esas situaciones difíciles, van a ser superadas. Eso me hace sentir que logro gran impacto a mi alrededor y a la vez en la humanidad.

9
Mi aprendizaje más significativo es que todos tenemos el camino para llegar al éxito, para llegar al triunfo, y para ser personas felices en la Tierra.

10
Quiero dar un mensaje a las personas que aún no han despertado su parte espiritual.

Les quiero decir que apunten a ser positivas, todo lo podemos alcanzar si tenemos fe en nosotros mismos, y si ponemos a funcionar nuestras energías y todo lo que está dentro de nosotros.

Porque hemos aprendido algo perfecto, ya que mi deseo y el tuyo es el de ayudar a otras personas que no han despertado, a que despierten su nivel espiritual.

Mi mensaje para otras mujeres que se sienten limitadas es que, por todos los medios, traten de ver los potenciales que tienen. Primeramente confiando en Dios, que es nuestra guía, nuestra fuerza principal: ése es el camino que nos abre hacia todos nuestros potenciales.

Les diría que sigan adelante, porque lo importante es impulsarse, y decir: esto lo puedo hacer. Y lo van a lograr con éxito.

La bendigo, ¡y mucho éxito! Que yo sé que lo va a tener.

¡Adelante! ¡Adelante! ¡Adelante!

"Para hacer que una lámpara esté siempre encendida, no debemos dejar de ponerle aceite"

Madre Teresa de Calcuta

La historia de Sol Ángel

Sol Ángel, educadora, orientadora vocacional, especialista en Recursos Humanos y promotora de salud pública
"Es preferible tener la visión y no tener el dinero, a tener el dinero y no tener la visión. La visión es lo que te permite seguir hacia adelante"

1

Cuando siento que estoy frente a un reto, y cuando veo que otros lo hacen, me siento inspirada, yo sé que sí se puede hacer.

Hubo un evento en los últimos tres años que tiene gran relevancia. Unas compañeras estaban haciendo una actividad que yo realizo en estos momentos, lo que llamamos un corte de millonarios, de modo que me sentí inspirada, sentí que estaba frente a un desafío, y eso me impulsó a trabajar. Que ellas lo hubieran logrado para mí fue una inspiración y yo también lo logré, tal como lo habíamos proyectado.

2

El medio ambiente me influyó al estar rodeada de personas muy positivas, muy proactivas, gente común y corriente comprometida con una actividad que me parecía importante, no solo desde el punto de vista económico sino también del bienestar de salud.

Por Maria C Semple

Mi hermana mayor se había muerto por un problema de salud, de obesidad; yo vi en esa tragedia la posibilidad de convertirla en una oportunidad. Sentí que tenía una deuda con la humanidad. Sentí que tenía una misión, la de ayudar a otros y evitar que lo que le sucedió a mi hermana, por desconocimiento, por no darle importancia a su salud, se repitiera en otras personas.

3

Yo soy perseverante, tengo coraje y motivación al logro.

Creo que me ayudó el tener buenas relaciones interpersonales y los conocimientos que adquirí en mi profesión, en mis oficios y en la vida misma.

Mi profesor en el instituto educacional me permitió hacer mucho por la gente: hacer que ganaran confianza, ayudarles a salir de la oscuridad mental.

Y en el sector empresarial también pude transmitir ese mensaje a muchos obreros y a otras personas: que sí se puede; se puede cuando la gente tiene confianza en sí misma y comienza a desarrollar valores.

4

Por vocación yo soy educadora; soy licenciada en Educación con especialidad en orientación personal, orientación vocacional y orientación familiar. Esa es mi profesión.

Tuve un mentor desde una temprana edad, que fue mi jefe, y fue el jefe de mi papá y de muchos miembros de nuestra familia. Él apostó a que nosotros podíamos dar frutos diferentes a los que estábamos dando. A pesar de que era totalmente capitalista, era un hombre con ciertas bondades. Sobre todo descubrí en él la disciplina y la autodeterminación, la perseverancia más allá de lo intelectual. Básicamente, él tenía inteligencia emocional. Era un hombre de gran flexibilidad que sabía ponerse en los zapatos del otro.

Eso me enseñó a relacionarme con la gente, me enseñó que los ricos no estaban completos. Yo creo que todos tenemos derecho a tener calidad de vida, es decir, salud y cierto nivel económico para poder disfrutar de las cosas buenas que tiene la vida.

Un día me di cuenta de que era igual lo que sentía un niño y lo que sentía un adulto; así que decidí estudiar Recursos Humanos. Además de orientar a adolescentes, eso me permitía también orientar a adultos, trabajadores de empresas que en determinadas situaciones necesitaban canalizar sus inquietudes con alguien que los escuchara. En esa área fui muy exitosa, y pude ascender en el sector privado. De manera que mis carreras son Licenciada en Educación y Recursos Humanos, con una maestría en ambas carreras.

5

Yo aplico el valor de la honestidad. Para mí la honestidad no es llevarse un lápiz del lugar donde trabajas, es hacer correctamente lo que tienes que hacer, no quitarle tiempo a tu horario de trabajo. Honestidad es la transparencia que puedas tener en las relaciones con tus padres, colaboradores o con tus ascendentes, eso lo aprendí de casa.

Además, me han ayudado mucho otros valores: la disciplina, la responsabilidad, la justicia, la motivación al logro, valores que traía de mi casa y que reforcé en los lugares en los que me correspondió trabajar.
El trabajo es un valor para mí, este conjunto de valores que mencioné me han acompañado y me han hecho una persona de credibilidad en mi entorno.

6

La creencia popular que ha sido importante para mí es: el que madruga, agarra agua clara.
Y una creencia que se ha convertido en un valor es: ¡Sí se puede!
Y la otra creencia es que todos vinimos a ser exitosos, simplemente que a veces no desarrollamos nuestros talentos y nos convertimos en personas sin éxito, no fracasadas, sino sin éxito.
Todo el mundo tiene la oportunidad de desarrollarse, y no es tampoco *que si Dios quiere*. Porque yo creo que Dios siempre quiere.
Se dice que loro viejo no aprende a hablar. No estoy de acuerdo, creo que hay posibilidades para todos. También se dice que los ricos están completos. Eso creo que se refiere a lo material, pero cuando yo hablo de riqueza me refiero a la riqueza como sistema integral.

7

Una vez en una reunión de trabajo nos pidieron que identificáramos a algunas personas que estaban allí con un animal. Alguien dijo que me identificaba con un pájaro, porque yo siempre andaba transmitiendo alegría. Yo no lo vi así en ese momento, sino como una persona que tiene la posibilidad de estar en varios sitios, de ir de una rama a otra.

Es decir, no soy estática, soy dinámica, y eso en mi vida me ha permitido realizar varias actividades al mismo tiempo, pero sin descuidar la disciplina.

Por ejemplo, yo laboraba en el sector público desde las 7:00 AM a 1:00 PM, eso en Venezuela es muy apretado porque en el sector público se trabaja sin recursos, y después me iba al sector privado. Cambiaba de función bien rápido: podía estar en una finca con un grupo de obreros y unas horas más tarde estaba en una junta directiva. Por eso digo que la flexibilidad te permite realizar muchísimas cosas. Así es el pájaro: salta de una rama a otra.

8

Considero que mis actividades han llevado bienestar para la humanidad.

¡Fíjate que hasta las águilas necesitan un impulso para poder volar! Pienso que cuando la gente logra desarrollarse genera bienestar para la humanidad.

Y ahora, cuando pensé que ya mi vida laboral había terminado y que podría dedicarme a leer y a visitar a mis amistades, me encuentro comprometida en un proyecto de salud, un proyecto que puede generar un ingreso extra, o incluso un ingreso significativo para la gente.

En las fundaciones que apoyo, doy créditos a mujeres que creían que no podían ser empresarias y las convierto en empresarias. Estoy a cargo de la gerencia de dos fundaciones, las manejo totalmente. Tengo un proyecto para un internado de niños que viven lejos del colegio, así como un proyecto para dar trabajo a mujeres de la comunidad. Igualmente desarrollamos un proyecto, a través de micro créditos, para convertir a estas mujeres en micro empresarias.

Algunas se entusiasman y se comprometen, otras no se lo creen y terminan abandonando, pero 75% de los casos tiene resultados increíbles.

Hay gente que no cree en sí misma. Yo pienso que es preferible tener la visión y no tener el dinero, a tener el dinero y no tener la visión. La visión es lo que te permite seguir hacia adelante.

9

Mi aprendizaje más significativo es que hay que revisarse y reconocerse a sí mismo. Ya con el solo hecho de auto examinarse se ha ganado el cincuenta por ciento y por otro lado, hay que reconocer los talentos que tienes, cuáles son tus limitaciones, cuáles son tus oportunidades y convertir esas limitaciones en aéreas de oportunidades.

A veces las personas se han recostado en el otro cuando resulta que el otro tiene los mismos talentos, y eso sucede simplemente por temor. Y por temor no han emprendido ninguna actividad.

10

Mi mensaje para las mujeres que se sienten limitadas es que tengan fe, que las cosas van a suceder. Lo que yo les recomiendo es que alimenten la fe y así, seguro que el miedo que tienen va a morir de hambre. Así es.

"El futuro tiene muchos nombres.
Para los débiles es lo inalcanzable.
Para los temerosos, es lo desconocido.
Para los valientes es la oportunidad"

Victor Hugo

La historia de Ysolda

Ysolda, comunicadora social, madre de tres niñas adoptadas.
"Yo siempre he dicho que uno es del tamaño de lo que se te presenta por delante"

1

Fíjate que sí, he sentido cosas difíciles, pero no las he visto fuera de mi alcance. Nunca he tenido esa sensación de que algo está fuera de mi alcance. Si te empeñas, logras lo que quieres; si trabajas lo logras.

A los diecisiete años me fui a estudiar a los Estados Unidos, fue en los años 80, una época de drogas y no sé qué. Todo el mundo les decía a mis padres que estaban locos, que cómo me dejaban ir.

Yo no lo veía difícil, pero mucha gente me decía, ¿cómo te vas a ir?, ¿qué vas a hacer sola a los 17 años allá? Pero yo lo que quería era estudiar inglés y estudiar afuera de mi país. Así fue como hice mi carrera en los Estados Unidos, estudié comunicación.

Fui un poco errante, pues no era de sitio fijo, como que me cansaba del ciclo y rompía con todo lo que estaba haciendo. Eso lo hice varias veces.

Ya avanzada en mi carrera, en el año 2000, decidí irme a vivir a México. Me pareció que la situación del país estaba enrarecida, todo el mundo estaba como estancado, como en *stand by*, y yo me decía: yo no me quiero quedar aquí. Así que otra vez me fui.

Como trabajaba en una transnacional, hablé para pedir mi traslado, pero eso no se dio. Me di cuenta de que no se iba a dar, de modo que me moví por mis propios medios y contacté a unos amigos en México. Así fue como conseguí dar clases en una universidad en la Ciudad de México. Me dije: Me tomo este receso para dar clases y después veo qué hago. De manera que estuve dando clases un año y después empecé a buscar trabajo por mi propia cuenta, llevando los currículos, a través de contactos.

Me empezaron a entrevistar pero no me ofrecían lo que yo estaba buscando; y de repente una amiga que estaba empleada en una agencia de publicidad, me sugirió que lo enviara allí. Mandé el currículo y muy pronto me llamaron. Rechacé la primera opción que me ofrecieron porque era para manejar una cuenta de cigarrillos, algo que yo había dicho que nunca iba a hacer. Después me llamaron para manejar otra cuenta, pero tampoco acepté. Hasta que, en la misma empresa, me ofrecieron el trabajo que yo quería, de manera que me quedé ahí, era el trabajo de mis sueños.

Después, la historia fue otra porque mi novio de entonces, que ahora es mi esposo, fue a buscarme a México y me regresé con él.

Quizás nunca he visto lo que he hecho como demasiado grande. A lo mejor no he visto cosas suficientemente grandes. Yo siempre he dicho que uno es del tamaño de lo que se le presenta por delante.

2

Tú y yo somos de la misma generación, para nosotras, aun siendo mujeres, nunca fue una opción no estudiar. Eso no me pasó nunca por la mente. Es decir, había que estudiar y punto. Y era terminar de estudiar y acometerse.

Creo que el camino lo marcó la generación de mi mamá que cambió completamente el rol de la mujer. Me acuerdo que la obsesión de mi papá era que yo fuera independiente; a él por ejemplo le preocupaba que su hermana, aunque era profesional, no manejaba y por eso dependía de que la llevaran y la trajeran. Mi padre quería que yo aprendiera a manejar. Una cantidad de cosas para él eran indispensables. Pienso que la familia me determinó totalmente.

Siempre he sido una persona "del mundo", aunque soy arraigada y tengo amor por mi país y valoro lo que es nuestro, todo lo que tiene que ver con que desaparezcan las fronteras ha sido algo que siempre me ha cautivado. En el presente, se evidencia más que todos somos lo mismo al final del día. Yo diría que no hay que ponerse límites. Quizás fui criada así.

3

No sé si es una aptitud, pero justamente tengo esta apertura mental, la empatía, la capacidad de ponerme en el lugar de los demás; la curiosidad y una necesidad de aprender constantemente, de transformarme. Yo creo que uno nunca aprende lo suficiente.

4

Me gradué en la Universidad de Boston, en el año ochenta y cinco, y después me quedé un año más e hice una maestría en educación.

Todo el mundo que me ha puesto a pensar en la vida me ha inspirado. Por un lado mi papá, porque desde que tengo uso de razón me está dando libros para que los lea. Mi mamá, porque ha sido una mujer que nada la ha detenido en la vida, siempre ha hecho lo que ha querido. Después, yo tuve buenos maestros en general. Cuando tuve el primer despecho de amor leí *Necessary Losses* (*Pérdidas necesarias*) de Judith Viorst; es un libro que recordé por años y creo que todavía lo tengo. Ese libro me hizo comprender que uno tiende a idealizar las relaciones de padres e hijos y de pareja; ese libro me marcó.

5

Para mí un valor fundamental es el compromiso: que debes cumplir con lo que acometes o con la palabra que das, y que las cosas a las que te dedicas debes hacerlas bien hechas. Y el respeto; siempre se lo repito a mis hijas: traten a los demás cómo quisieran que las traten.

Y pienso que no hay que hacer concesiones; creo que uno puede ser flexible, pero en esas cosas que son fundamentales, no hay que hacer concesiones porque cuando uno, por alguna razón, se desvía un poquito, la vida se encarga de darle una lección.

Por ejemplo, cuando me negué a manejar la cuenta del cigarrillo. Cuando murió mi abuela de enfisema pulmonar yo dije que jamás manejaría una cuenta de cigarrillo; y quedarme un mes sin trabajo fue como una prueba, porque la primera oferta que me hicieron fue para manejar la cuenta de British American Tobacco y la segunda de Philip Morris, y sin embargo dije que no.

6

Mi creencia es que tengo que ser independiente, eso es un mandato. Y aunque me ha ayudado para realizar todo lo que me he propuesto, más bien he tenido que aprender a pedir ayuda, porque es un poco arrogante pensar que no necesito a nadie, que yo puedo todo sola. Y algo que yo nunca he dudado es que soy inteligente.

Todas las creencias populares tienden hacia la idea de que después de cierta edad no podemos hacer algo de otra manera ("loro viejo no aprende a hablar"), y eso es totalmente falso.

Yo conozco historias de señoras que quedaron viudas cerca de los sesenta años, que fueron dependientes del marido toda la vida, y cuando el marido se muere, a pesar de todo, ellas logran aprender y cambiar. Sé de una señora viuda que decidió tomar clases de manejo por necesidad, porque las hijas estaban viviendo fuera, y ella estaba sola con un hijo adolescente que no le prestaba mucha atención. Aprendió a manejar y a partir de ahí cambió su vida; se hizo independiente.

7

¿Con qué animal me identifico? No lo sé. Pero ahora que dices, puede ser un conejo. Me parece que es pequeño, como yo, es suave y también es ágil, pues se mueve así como fácil y es relativamente libre.

8

Mi misión tiene que ver con que cada quien haga su parte, empezando por ser buen ciudadano, buen vecino, buen hijo, buena pareja, es decir: buena persona. Si así fuese todo sería mejor. Esa es mi misión personal: ser la mejor persona que puedo ser. Hace unos meses, la muchacha que trabaja en mi casa me dijo que ella había aprendido mucho conmigo. Yo me quedé sorprendida, porque uno piensa que son cosas que no se notan. Se trata justamente de tratar a los demás como yo quiero que me traten a mí.

Por eso yo creo que uno tiene un impacto, porque así como los hijos observan el comportamiento de los padres, así ellos se comportarán.

En los trabajos a veces tú sientes que las conexiones que haces son relaciones para toda la vida, y tienen que ver con la manera en que uno se ha comportado. Me he reencontrado con muchísimas personas que te devuelven lo que tú sembraste, te dicen: siempre me acuerdo de ti, o yo contigo aprendí tal cosa... Yo creo que a veces la gente se concentra en hacer las grandes cosas y se olvida de las pequeñas, de lo que está más próximo.

9

Mi aprendizaje más significativo fue cuando hicimos el proceso para llegar a adoptar a nuestras hijas.

Yo veía que las mujeres que eran madres estaban como más completas. Las veía maduras, más asentadas, más claras en la vida. Independientemente de la edad, yo observaba que las mujeres que eran madres habían logrado un aprendizaje; y ahora lo entiendo.

Me casé y siempre fue nuestro deseo tener un hijo. Yo me casé de 38 años y enseguida hice el primer tratamiento de fertilidad. Pasamos cuatro años haciéndonos tratamientos de fertilidad, pasamos por ocho tratamientos. Es agotador emocionalmente, físicamente y económicamente. Luego pensamos en adoptar.

Nos registramos en una institución que se llama Idena -que antes era el INAM; llenas unos recaudos, te abren un expediente y te ponen en una lista de solicitante.

Son cosas relativamente fáciles; partidas de nacimiento de ambos, copias de la cédula, la carta de residencia, referencias personales, constancia de trabajo, en fin, cosas normales, menos de lo que te piden para un crédito financiero.

Lo que tarda el proceso depende de uno, porque originalmente yo quería ser mamá de un bebé. Antes de meter los papeles en el Idena, hablamos con una persona de una ONG que se encargaba de una orientación pre-adopción. Nos explicó que a nuestra edad era difícil adoptar un bebé, pero que si estábamos dispuestos a recibir niños un poco más grandes, el proceso sería más rápido.

En el Idena hicimos el taller del solicitante. Allí ellos también hacen que tus perspectivas se vuelvan más amplias. Te ponen un ejercicio práctico en donde te presentan el caso y te hacen propuestas, siempre son propuestas controversiales, fuera de lo común, para mostrarte que hay muchas más opciones que las que tienes en la cabeza.

De manera que nosotros nos abrimos a la posibilidad de adoptar un niño que tuviera entre dos y cinco años. Nos llamaron y nos dijeron que tenían tres hermanitas y al principio mi esposo me dijo, bueno, tres es como demasiado... Pero a mí eso me quedó en las costillas, ¿por qué demasiado? Dos o tres es más o menos lo mismo. Entonces empezamos a hablarlo entre nosotros y mi esposo dijo, bueno está bien, vamos a conocer a las niñas.

Eran tres hermanitas de la misma mamá. La pequeñita tenía un año y nueve meses, la otra tenía tres años y ocho meses y la grande tenía seis años y medio, o sea, ya para cumplir los siete. Las conocimos, dijimos que sí y empezamos el proceso de la adopción.

Al principio, a ellas no les dicen que tú puedes ser su padre, porque al final es un proceso donde ellos te aceptan a ti.

Mientras la adopción toma lugar definitivo, los niños están en una casa hogar; tienen una figura que llaman madre cuidadora, son unas señoras que son empleadas de allí, que trabajan por turnos. Y empieza un curso de emparentamiento durante el cual tú visitas al niño.

El caso de nosotros fue un poco particular y se tardó más porque las tres niñas habían tenido a una familia que ya las había sacado con miras de adopción y que las había devuelto al día siguiente, a las tres. Supuestamente porque no soportaron a la mediana, que a esa edad era súper inquieta e impulsiva; era una niña un poco más difícil de lo usual, pero nada que no se pudiera solventar con amor y ayuda.

Por eso ellos fueron muy cuidadosos, de hecho nosotros nunca las tuvimos durante un fin de semana como sucede en otros casos, porque no querían correr el riesgo de que después las devolviéramos.

Estuvimos visitándolas hasta que las egresaron por las vacaciones escolares, y ya después nunca más regresaron a la institución. De ahí pasamos a la figura de colocación familiar, que es como la figura de *foster parents*, con miras a la solicitud de adopción.

Tuvimos que adaptar nuestro medio ambiente para recibir a las niñas. Les hicimos un cuarto especial para ellas; le encargamos a un carpintero los muebles para aprovechar mejor el espacio. Nos pareció lo mejor que estuvieran las tres en el mismo cuarto, por lo menos mientras estén pequeñas.

Sí, me siento diferente ahora, uno cambia dependiendo de las experiencias que le han tocado en la vida y si esa parte no la has vivido, la tienes ciega. Son unos sentimientos, unas emociones, unos miedos, unos amores que no has experimentado sino has sido madre. Todo lo demás en mi vida se había logrado, pero esta experiencia de ser madre te hace comprender mejor a los demás.

10

Mi mensaje es: persíguelo; lo que quieras ¡hazlo! Y solamente si lo haces puedes saber si puedes o no. Obviamente, hay cosas que uno no puede. Yo no puedo ser bailarina profesional de ballet; uno tiene que estar consciente de sus limitaciones biológicas y de las competencias que puedes aprender. Pero si no puedo ser bailarina profesional, bien puede ser un hobby.

Acerca de María C Semple

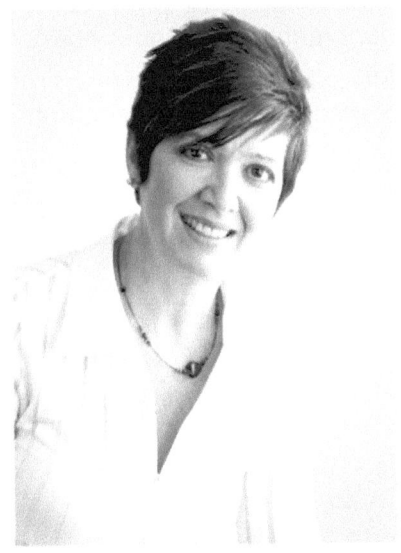

María Semple es la fundadora de New Life Coach, un programa a nivel nacional dirigido a empoderar a sus clientes de manera que logren emprender acciones positivas, acepten los cambios y sientan la inspiración de estar creando una auténtica alegría de vivir.
Debido a que, en general, desarrollamos nuestras actividades en un contexto familiar y laboral, resulta esencial tener una visión interior positiva de nuestro mundo, para poder ser capaz de transformar nuestro

mundo exterior y dirigirlo hacia una evolución personal y la realización de nuestras metas.

El trabajo de María está basado en el fortalecimiento y alineación de los valores personales de modo que pueda generarse una real transformación.

Su vasta experiencia incluye el trabajo con el gobierno local en Australia (consejos municipales, industria turística y de eventos), así como consultorías para organizaciones sin fines de lucro en manejo del voluntariado mediante las cuales obtuvo excelentes resultados estableciendo cooperación entre los diversos grupos comunitarios. En Venezuela, se desempeñó en el área de Relaciones Industriales.

Culminó sus estudios en Tad James Company, una empresa internacional con más de cuarenta años de experiencia en el desempeño de profesionales en el área de comunicación y liderazgo. También está acreditada en Programación Neuro Lingüística, con una maestría en Terapia de Tiempo e Hipnoterapia. Obtuvo el título de Coach Personal y Empresarial en el Instituto Fire Up Coaching de Melbourne, Australia, y ha completado su certificación como Coach acreditado por la Federación Internacional de Coaches de los Estados Unidos de América.

María Semple es una mujer apasionada, dinámica y multifacética. Desde la consulta privada trabaja en el área de salud, utilizando técnicas de vanguardia gracias a las cuales numerosos clientes lograron cambios asombrosos y excelentes resultados.

Maria Semple ha experimentado por sí misma el significado de la transformación personal; actualmente está viviendo su sueño: inspirar a otros para que vivan sus propios sueños. De esta manera, tiene la firme convicción de estar contribuyendo con un cambio global y positivo en concientización y estilo de vida.

En New Life Coach ofrece a sus clientes un servicio individual que incluye:

Desarrollo de valores sólidos
Aprender a participar en un nivel más profundo
Obtener y mantener resultados deseados
Desarrollar relaciones sanas (consigo mismo y con otros)
Alcanzar nuevos aprendizajes
Dar paso a la sanación interior

María Semple puede ser contactada por correo electrónico: maria@mariacsemple.com.au

Acerca de Venezuela

Venezuela oficialmente llamada República Bolivariana de Venezuela, está situada en el norte de Sur América. Limita al norte con el mar Caribe, al oeste con Colombia, al sur con Brasil y por el este con Guyana.

> Área:
> Total: 912,050 km2
> Tierra: 882,050 km2
> Agua: 30,000 km2

Países vecinos:
Brasil 2,200 km, Colombia 2,050 km, Guyana 743 km

Clima:
Tropical; caliente, húmedo; moderado en el área de los Andes.

Altitudes:
Punto más bajo: mar Caribe 0 m
Punto más alto: Pico Bolívar 5,007 metros sobre el nivel del mar

Recursos naturales:
Petróleo, gas, hierro, oro, bauxita, y otros minerales, recursos hidroeléctricos, diamantes.

Desastres naturales:
Sujetos a inundaciones, derrumbes, períodos de sequía.

Nota geográfica:
Salto Ángel en el área sur del país, es el salto de agua más alto del mundo.
Principales ciudades: (Estadísticas del año 2009)
Caracas (capital) 3.051 millones de habitantes
Maracaibo 2.153 millones de habitantes
Valencia 1.738 millones de habitantes
Barquisimeto 1.159 millones de habitantes
Maracay 1.04 millones de habitantes

Economía:
Venezuela continúa dependiendo de la producción de petróleo, el cual representa 95% de las exportaciones.
Fuente:
https://www.cia.gov/library/publications/the-world-factbook/geos/ve.html

Historias de Todos los Díaz de Diez Mujeres Extraordinarias

¿Qué ocurre cuando una mujer sale en búsqueda de sí misma y de un sentido de pertenencia después de los alti bajos que ofrece la vida?
¿Qué sucede cuando los dramas de la vida se encuentran con la determinación, la creatividad y la contribución?
¿Hay un momento perfecto para levantarse y agarrar el toro por los cuernos?
Después de sus experiencias en su país de adopción, Australia, Maria C Semple entrevista a diez mujeres Venezolanas que le ofrecieron sus ricas y coloridas experiencias en diez historias maravillosas y sencillas.
Estas son historias de pasión, dedicación, determinación y de dar le todo lo que tienes hasta que alcances tus sueños.
María es apasionada y dinámica, madre y emprendedora; una mujer multifacética.
Este libro proporciona al lector con historias simples de mujeres de la vida cotidiana, sin embargo, el poder de convicción y conexión exponen lo complejo

que es la vida en sí, y convierten estas historias en un caleidoscopio de belleza interna y triunfo.

¿Sera que existen pasos para alcanzar y lograr la vida que sueñas? ¿En verdad somos capaces de deshacernos de nuestras emociones negativas y traumas que detienen nuestros sueños?

Hay una respuesta simple... ¡Sí! El poder está dentro de ti.

www.ingramcontent.com/pod-product-compliance
Ingram Content Group UK Ltd.
Pitfield, Milton Keynes, MK11 3LW, UK
UKHW041410180426
11947UKWH00007B/34